中医歌诀白话解丛书

针灸经络腧穴歌诀

白话解

总主编　郭　栋　乔明琦

编　著　刘西建

（第二版）

中国健康传媒集团

中国医药科技出版社

内 容 提 要

本书是《针灸经络腧穴歌诀白话解》的第二版，精选了针灸学体系中具有代表性、实用性的50首古今针灸歌赋，方便读者学习诵记。本书重点突出，既注重对经络腧穴基本理论的理解掌握，又密切联系临床实际，按内容分为经络腧穴歌诀、刺法灸法歌诀、针灸治疗歌诀和流注针法歌诀四部分，首先对重点、难点字词加以注释，后以通俗简练的白话解释，按语简述其学术价值。全书内容丰富、翔实，密切结合临床实际，是学习针灸基础知识、提高诊疗水平很有价值的参考书，适合广大中医工作者及中医药院校师生和中医自学者使用。

图书在版编目（CIP）数据

针灸经络腧穴歌诀白话解/刘西建编著 . —2 版 . —北京：中国医药科技出版社，2016.2

（中医歌诀白话解丛书/郭栋，乔明琦主编）

ISBN 978 - 7 - 5067 - 8083 - 4

Ⅰ . ①针…　Ⅱ . ①刘…　Ⅲ . ①针灸疗法 - 经络 ②针灸疗法 - 穴位　Ⅳ . ①R224

中国版本图书馆 CIP 数据核字（2015）第 315660 号

美术编辑　陈君杞
版式设计　郭小平

出版　**中国健康传媒集团** | 中国医药科技出版社
地址　北京市海淀区文慧园北路甲 22 号
邮编　100082
电话　发行：010 - 62227427　邮购：010 - 62236938
网址　www. cmstp. com
规格　880 × 1230mm ¹⁄₃₂
印张　5⅜
字数　106 千字
初版　2012 年 6 月第 1 版
版次　2016 年 2 月第 2 版
印次　2023 年 10 月第 4 次印刷
印刷　三河市百盛印装有限公司
经销　全国各地新华书店
书号　ISBN 978 - 7 - 5067 - 8083 - 4
定价　**19. 80 元**

再版前言

　　针灸歌赋是历代针灸学家智慧的结晶，与药性赋、汤头歌诀、脉决等一样是中医教学和临床别具特色的组成部分。由于歌诀和歌赋言简意赅，重点突出，朗朗上口，便于记诵，所以传沿至今，长盛不衰。但原书为古文所写，对现代初学中医的人来说，还有不易理解之处，为此，山东中医药大学中医学院的学科带头人与专业骨干一起，对原书逐字逐句地加以注释和白话解。注释简明扼要，白话解通俗易懂，以期让读者能更便利地了解原文的精髓。对学习和理解原书起到非常重要的辅助作用。

　　本书自 2012 年上市之后，深受读者的欢迎，经多次重印，仍供不应求，是大中专院校师生必备的简明中医实用读物。

　　本次修订，在初版的基础上，进一步完善白话解的内容，力求译文更加准确，更能反映原文的主旨。同时，为了提升读者的阅读感受，本次修订在装帧和纸张的选择上做了全新的设计。经过这些细节的打磨，本书更加实用，易学易记，可供中医爱好者、中医院校师生及中医临床工作者学习使用。

编　者
2016 年 1 月

前　言

　　针灸学是中医学中的一枝奇葩，是以中医学理论为指导，运用针刺和艾灸防病治病的一门临床学科，其主要内容包括经络学、腧穴学、刺法灸法学和针灸治疗学等部分。针灸疗法具有疗效显著、适应证广、方便安全等优点，深受患者欢迎。

　　针灸歌赋是历代针灸学家对针灸理论及临床经验的高度概括和总结，凝聚着医家们的智慧与心血。针灸歌赋具有言简意赅、易于记诵、实用性强等特点，在针灸医学的普及和推广过程中起到了极大的作用，为历代针灸医家所重视和喜爱。掌握一定数量的歌赋对针灸的学习、应用、提高，能起到提纲挈领、执简驭繁、事半功倍的作用。

　　本着弘扬中医、普及针灸学习及提高临床诊疗水平为出发点，应中国医药科技出版社之约，由山东中医药大学组织编写了《针灸歌赋白话解》一书。本书精选了古今具有代表性、实用性的 50 首针灸歌赋，按内容分为经络腧穴歌诀、刺法灸法歌诀、针灸治疗歌诀和流注针法歌诀四部分，每首歌诀下列"歌诀""注释""白话解"和"按语"四项。"注释"是对歌中难懂的字词进行注译，使之通俗易懂；"白话解"尽量以通俗、易懂、简明的白话文忠实地译释原文；"按语"将白话解里未能涵盖的相关内容予以阐述，简述其学术价值，临床应用方法等。使针灸学理、法、穴、方、术为一体的独特理论体系能完整体现出来。

由于编者水平有限，时间仓促，书中不足之处在所难免，敬祈同道提出宝贵意见以便修正。

编　者

2012 年 3 月

目录

一、经络腧穴 ……………… 1
  骨度分寸歌 ……………… 1
  十四经穴分寸歌 ………… 2
  十二经气血多少歌 …… 19
  十二经营气流注顺序歌
    ……………………… 20
  井荥输原经合歌 ……… 21
  十五络穴歌 …………… 23
  八脉交会八穴歌 ……… 24
  十二原穴歌 …………… 25
  十二经背俞穴歌 ……… 26
  十二募穴歌 …………… 27
  八会穴歌 ……………… 28
  下合穴歌 ……………… 28
  十六郄穴歌 …………… 29
二、刺法灸法 …………… 31
  行针总要歌 …………… 31
  针法歌 ………………… 34
  补泻雪心歌 …………… 36

刺法启玄歌（六言）…… 38
八法手诀歌 …………… 39
金针赋 ………………… 41
灸法点穴用火歌 ……… 50
灸法早晚次序歌 ……… 51
灸法大小多少歌 ……… 51
禁灸穴歌 ……………… 52
三、针灸治疗 …………… 54
  四总穴歌 ……………… 54
  回阳九针歌 …………… 55
  杂病穴法歌 …………… 55
  杂病十一穴歌（聚英）
    ……………………… 61
  马丹阳天星十二穴并治杂病歌
    ……………………… 65
  孙真人针十三鬼穴歌 …… 70
  十二经治症主客原络歌
    ……………………… 72
  八脉八穴治症歌 ……… 77

肘后歌 …………………… 80

头部主病针灸要穴歌 …… 85

胸腹部主病针灸要穴歌

　　…………………… 87

背部主病针灸要穴歌 …… 89

手部主病针灸要穴歌 …… 92

足部主病针灸要穴歌 …… 97

长桑君天星秘诀歌（《乾坤

　生意》）…………… 102

胜玉歌 …………………… 104

席弘赋 …………………… 108

灵光赋 …………………… 114

玉龙歌 …………………… 117

玉龙赋 …………………… 129

百症赋 …………………… 134

标幽赋 …………………… 141

通玄指要赋 ……………… 149

拦江赋 …………………… 153

灸遗精穴歌 ……………… 156

灸翻胃穴歌 ……………… 157

灸肠风穴歌 ……………… 157

四、流注针法 …………… 159

天干十二经表里歌 ……… 159

地支十二经流注歌 ……… 160

徐氏子午流注逐日按时定穴歌

　　…………………… 160

一、经络腧穴

骨度分寸歌

【歌括】

用针取穴必中的，全身骨度君宜悉：
前后发际一尺二，完骨①之间九寸别。
天突下九到胸歧②，歧至脐中八寸厘，
脐至横骨五等分，两乳之间八寸宜。
脊柱腧穴椎间取，腰背诸穴依此列，
横度悉依同身寸，胛边③脊中三寸别。
腋肘横纹九寸设，肘腕之间尺二折，
横辅④上廉一尺八，内辅内踝尺三说。
髀⑤下尺九到膝中⑥，膝至外踝十六从，
外踝尖至足底下，骨度折作三寸通。

【注释】

①完骨：指耳后乳突。

②胸歧：指歧骨，即胸剑联合。

③胛边：指肩胛骨内缘。

④横辅：指横骨（即耻骨）和辅骨（指膝两侧突出的高骨。包括股骨下端的内外上髁和胫骨上端的内外侧髁。在内侧者名内辅骨，在外侧

者名外辅骨)。

⑤髀：此处指髀枢，股骨大转子。

⑥膝中：前面相当犊鼻穴，后面相当委中穴。

【白话解】针刺取穴必须准确，骨度分寸你要清楚：前后发际为12寸，两乳突间是9寸；天突至胸剑联合折9寸；胸剑联合至脐为8寸；脐至耻骨上缘为5寸；两乳头之间为8寸；位于脊柱的腧穴要在椎间隙取，腰背诸穴均赖此定列，横向定位用同身寸法，肩胛骨内缘距脊柱中心为3寸；腋前纹头至肘横纹设定为9寸，肘横纹至腕横纹12寸，耻骨上缘至股骨内上髁上缘18寸，胫骨内侧髁下缘至内踝尖13寸；股骨大转子至膝中19寸，膝中至外踝尖16寸，外踝尖至足底为3寸。

【按语】本歌诀出处不详，于互联网上收集。骨度分寸法，始见于《灵枢·骨度》篇，是以骨节为主要标志测量周身各部的大小、长短，并依其比例折算尺寸作为定穴标准的方法，不论男女、老少、高矮、肥瘦都一样。在临床上，针灸治疗效果与取穴位置是否准确有着密切关系，为了定准穴位，必须掌握骨度分寸。

十四经穴分寸歌

【歌括】

任脉经穴分寸歌 (24穴)

任脉会阴两阴间，曲骨毛际陷中安，

中极脐下四寸取，关元脐下三寸连，

脐下二寸石门是，脐下寸半气海全，

脐下一寸阴交穴，脐之中央即神阙，

脐上一寸为水分，脐上二寸下脘列，
脐上三寸名建里，脐上四寸中脘接，
脐上五寸上脘在，脐上六寸巨阙穴，
鸠尾蔽骨①下五分，中庭膻下寸六取，
膻中却在两乳间，膻上寸六玉堂主，
膻上紫宫三寸二，膻上四八华盖举，
膻上璇玑六寸四，玑上一寸天突取，
廉泉颔下结上已，承浆颐前下唇中。

督脉经穴分寸歌（28穴）

督脉二八行脊梁，尾闾骨端是长强，
二十一椎为腰俞，十六阳关细推详，
十四命门与脐对，十三悬枢在其间，
十一椎下寻脊中，十椎之下中枢藏，
九椎之下筋缩取，七椎之下乃至阳，
六灵五神三身柱，陶道一椎之下乡，
一椎之上大椎穴，入发五分哑门行，
风府一寸宛中取，脑户二五枕骨上，
入发四寸强间位，五寸五分后顶强，
七寸百会顶中取，耳尖直上发中央，
前庭前行八寸半，前行一尺囟会量，
一尺一寸上星会，入发五分神庭当，
鼻尖准头素髎穴，两眉中间穿印堂，
水沟鼻下人中藏，兑端唇间端上取，
龈交齿上龈缝间。

手太阴肺经穴分寸歌（11穴）

中府乳上三肋间，上行寸六云门安，
云在璇玑旁六寸，天府腋三动脉求，
侠白肘上五寸主，尺泽肘中约纹是，
孔最腕侧七寸处，列缺腕上一寸半，
经渠寸口陷中取，太渊掌后横纹头，
鱼际节后散脉里，少商大指内侧端。

手阳明大肠经穴分寸歌（20穴）

商阳食指内侧边，二间寻来本节前，
三间节后陷中取，合谷虎口歧骨间，
阳溪腕上筋间是，偏历交叉中指端，
温溜腕后去五寸，池前四寸下廉寻，
池前三寸上廉中，池前二寸三里逢，
曲池曲肘纹头尽，肘髎大骨外廉近，
若问五里何处寻，肘上三寸向里行，
臂臑肘上七寸量，肩髃肩端举臂取，
巨骨肩尖端上行，天鼎扶下一寸真，
扶突人迎后寸五，禾髎水沟旁五分，
迎香禾髎上一寸，（鼻翼中点外迎香）
大肠经穴是分明。

足阳明胃经穴分寸歌（45穴）

胃之经兮足阳明，承泣目下七分寻，
四白目下一寸取，巨髎鼻孔旁八分，
地仓挟吻四分近，大迎颔前寸三分，
颊车耳下曲颊陷，下关耳前动脉行，

头维神庭旁四五，人迎喉旁寸五真，
水突筋前迎下在，气舍突下穴相乘，
缺盆舍外横骨内，相去中行四寸明，
气户璇玑旁四寸，至乳六寸又四分，
库房屋翳膺窗近，乳中正在乳头心，
次有乳根出乳下，各一寸六不相侵，
却去中行须四寸，以前穴道为君陈，
不容巨阙旁二寸，却近幽门寸五新，
其下承满与梁门，关门太乙滑肉门，
上下一寸无多少，共去中行二寸寻，
天枢脐旁二寸间，枢下一寸即外陵，
枢下二寸大巨穴，枢下三寸水道在，
水下一寸归来好，距离中行二寸边，
气冲鼠蹊②上一寸，又距曲骨二寸间，
髀关膝上有尺二，伏兔膝上六寸是，
阴市膝上方三寸，梁丘膝上二寸记，
膝膑陷中犊鼻存，膝下三寸三里穴，
膝下六寸名上廉，膝下八寸条口位，
膝下九寸下廉看，踝上八寸丰隆量，
解溪跗上系鞋处，就在踝横纹中央，
冲阳跗上五寸唤，陷谷庭后二寸间，
内庭次趾外间陷，厉兑大次趾外端。

足太阴脾经穴分寸歌（21穴）

大趾内侧端隐白，节前陷中求大都，
太白节后白肉际，节后一寸公孙呼，

商丘踝前陷中遭，踝上三寸三阴交，
踝上六寸漏谷是，膝下五寸地机朝，
膝下内侧阴陵泉，血海膝膑上内廉，
箕门穴在鱼腹取，动脉应手越筋间，
冲门横骨两端同，去腹中行三寸半，
冲上七分是府舍，舍上三寸腹结算，
结上寸三是大横，却与脐平莫胡乱，
建里之旁四寸取，便是腹哀分一段，
中庭旁六食窦穴，膻中去六是天溪，
再上寸六胸乡穴，周荣相去亦同然，
大包腋下有六寸，渊腋之下三寸绊。

手少阴心经穴分寸歌（9穴）

少阴心经极泉中，腋下筋间动引胸，
青灵肘上三寸觅，少海屈肘横纹头，
灵道掌后一寸半，通里腕后一寸同，
阴郄去腕五分的，神门掌后锐骨③逢，
少府小指本节末，小指内侧是少冲。

手太阳小肠经穴分寸歌（19穴）

小指端外为少泽，前谷外侧节前觅，
节后握拳取后溪，腕骨腕前骨陷侧，
锐骨下陷阳谷讨，腕后锐上觅养老，
支正腕后五寸量，小海肘踝鹰嘴中，
肩贞腋上一寸寻，臑俞贞上冈下缘，
天宗秉风下窝中，秉风冈上举有空，

曲垣冈端上内陷，外俞陶道三寸从，
中俞二寸大椎旁，天窗扶突后陷详，
天容耳下曲颊后，颧髎面頄④锐端量，
听宫耳中大如菽，此为小肠手太阳。

足太阳膀胱经穴分寸歌（67穴）

足太阳是膀胱经，目内眦角始睛明，
眉毛内侧攒竹取，眉冲直上旁神庭，
曲差入发五分际，神庭旁开寸五分，
五处旁开亦寸半，细算却与上星平，
承光通天络却穴，相去寸半调均看，
玉枕夹脑一寸三，入发二五枕骨取，
天柱项后发际取，大筋外廉陷中献，
自此夹脊开寸五，第一大杼二风门，
三椎肺俞厥阴四，心五督六椎下论，
膈七肝九十胆俞，十一脾俞十二胃，
十三三焦十四肾，气海俞在十五椎，
大肠十六椎下取，十七关元俞可推，
小肠十八胱十九，中膂俞穴二十椎，
白环二一椎下当，以上各穴可推之，
更有上次中下髎，一二三四腰空好，
会阳阴尾尻骨旁，第一侧线诸穴了，
再从脊旁开三寸，第二椎下为附分，
三椎魄户四膏肓，第五椎下寻神堂，
第六譩譆膈关七，第九魂门十阳纲，
十一椎下意舍存，十二胃仓穴已分，

十三肓门端正在，十四志室不须论，
十九胞肓二一秩，第二侧线诸穴匀，
继向臀部横纹取，承扶居下陷中央，
殷门扶下方六寸，委阳腘外两筋乡，
浮郄实居委阳上，相去只有一寸长，
委中在腘约纹里，向下二寸寻合阳，
承筋合阳直下取，穴在腨肠之中央，
承山腨下分肉间，外踝七寸上飞扬，
跗阳外踝上三寸，昆仑后跟陷中央，
仆参跟下脚边上，申脉踝下五分张，
金门申前墟后取，京骨外侧骨际量，
束骨本节后肉际，通谷节前陷中强，
至阴却在小趾侧，太阳之穴始周详。

足少阴肾经穴分寸歌（27穴）

足掌心中是涌泉，然谷踝前大骨边，
太溪踝后跟骨上，照海踝下四分安，
水泉溪下一寸觅，大钟跟后踵筋间，
复溜溪上二寸取，交信溜前五分骈，
二穴只隔筋前后，太阴之后少阴前，
筑宾内踝上腨分，阴谷膝下内铺边，
上从任脉开半寸，横骨平取曲骨边，
大赫气穴并四满，中注肓俞亦相连，
六穴上行皆一寸，俱距中行半寸间，
商曲又平下脘取，石关阴都通谷联，

幽门适当巨阙侧，五穴分寸量同前，
再从中行开二寸，步廊却在中庭边，
神封灵墟及神藏，彧中俞府璇玑旁，
每穴上行皆寸六，旁开二寸仔细量。

手厥阴心包经穴分寸歌（9穴）

心包穴起天池间，乳后旁一腋下三，
天泉曲腋下二寸，曲泽肘内横纹上，
郄门去腕方五寸，间使腕后三寸安，
内关去腕只二寸，大陵掌后两筋间，
劳宫屈中名指取，中冲中指之末端。

手少阳三焦经穴分寸歌（23穴）

无名指外端关冲，液门小次指陷中，
中渚液门上一寸，阳池腕表陷中从，
外关腕后二寸取，腕后三寸支沟容，
支沟横外取会宗，空中一寸用心攻，
腕后四寸三阳络，四渎肘前五寸着，
天井肘外大骨后，骨罅中间一寸摸，
肘后二寸清冷渊，肘后五寸是消泺，
臑会肩前三寸量，肩髎臑上陷中央，
天髎巨骨陷内取，天牖天容之后旁，
翳风耳后尖角陷，瘈脉耳后鸡足张，
颅息亦在青络上，角孙耳郭上中央，
耳门耳缺前起肉，和髎耳前锐发乡，
欲知丝竹空何在，眉梢陷中不须量。

足少阳胆经穴分寸歌（44穴）

外眦五分瞳子髎，耳前陷中听会绕，

上关上行一寸是，内斜曲角颔厌照，

斜后下行悬颅定，悬厘颅下半寸饶，

曲鬓耳前发际上，入发寸半率谷交，

天冲率后斜五分，浮白率下一寸呈

（后下一寸浮白呈），窍阴穴在枕骨上，

完骨耳后发际认，入发四分须记真，

本神神庭旁三寸，入发五分眦上凭，

阳白眉上一寸的，却与瞳子相对直，

入发五分头临泣，旁开相对神庭穴，

临后一寸是目窗，窗后一寸正营穴，

承灵又在正营后，相去寸半见《甲乙》，

风池直上寻脑空，夹脑户旁二寸的，

风池耳后尖角陷，肩井肩上陷解中

（肩井大椎肩峰间），大骨之前寸半取，

渊腋腋下三寸从，再从渊腋横前取，

相隔一寸辄筋逢，日月期门下一肋，

十二肋端是京门，章下寸八寻带脉

（章下平脐寻带脉），带下三寸五枢真，

维道章下五三认（前下五分维道），

章下八三居髎名（居髎髂前转子取），

环跳髀枢宛中陷，风市垂手中指寻，

中渎膝上五寸陈，阳关阳陵上三寸，

阳陵膝下一寸量，腓骨头前陷中央，

阳交外踝上七寸，此系斜属三阳络，

外丘踝上七寸斟，踝上五寸光明着，
踝上四寸阳辅穴，踝上三寸悬钟列，
丘墟踝下陷中觅，丘下三寸足临泣，
临下五分地五会，会下一寸侠溪接，
欲觅窍阴归何处，小趾次趾外侧角。

足厥阴肝经穴分寸歌（14 穴）

足大趾端名大敦，行间大趾缝中存，
太冲本节后二寸，踝前一寸号中封，
蠡沟踝上五寸是，中都踝上七寸中，
膝关阴陵后一寸，曲泉曲膝尽横纹，
阴包膝上方四寸，气冲三寸下五里，
阴廉冲下只二寸，急脉阴旁二寸半，
章门平脐季胁端，乳下两肋取期门。

【注释】

①蔽骨：胸骨剑突。

②鼠蹊：即腹股沟部。

③掌后锐骨：此处指豌豆骨。

④面頄：即颧骨。

【白话解】

任脉经穴分寸歌（24 穴）

任脉的会阴穴位于肛门和阴器中间，曲骨穴位于耻骨阴毛中凹陷处，中极穴在肚脐下四寸取，关元穴位于肚脐下三寸，肚脐下两寸是石门穴，肚脐下一半寸取气海穴，肚脐下一寸是阴交穴，肚脐之中央为神阙穴，肚脐上一寸是水分穴，肚脐上两寸是下脘穴，肚脐上三寸为建里穴，肚脐上四寸是中脘穴，肚脐上五寸是上脘穴，肚脐上六寸是巨阙穴，鸠尾穴在胸骨剑突下五分处，中庭穴在膻中下一寸六分，膻中穴在两乳头中点处，膻中上一寸六分取玉堂穴，膻中上三寸二分取紫宫穴，膻中上四寸八分是华盖穴，膻中上六寸四分取璇玑穴，璇玑穴上一寸取天突，廉泉穴位于下颌之下喉结之上，承浆穴下颌前下唇之中央。

督脉经穴分寸歌（28 穴）

督脉二十八穴行于脊柱中，尾闾骨末端是长强穴，第二十一椎下为腰俞穴，第十六椎下的腰阳关穴要仔细寻找，第十四椎下的命门穴与肚脐相对，第十三椎下是悬枢穴，在第十一椎下找寻脊中穴，中枢穴藏于第十椎骨之下，在第九椎骨之下取筋缩穴，第七椎骨之下乃是至阳穴所在，第六椎下是灵台穴，第五椎下是神道穴，第三椎下是身柱穴，陶道穴位于第一椎骨之下，第一胸椎之上是大椎穴，入发际五分处是哑门穴，风府穴位于发际上一寸的凹陷中，脑户穴位于枕骨之上两寸五分，后发际上四寸是强间穴，后发际上五寸五分是后顶穴，后发际之上七寸的头顶中心取百会穴，位于双耳尖直上的头发中心，后发际前行八寸半是前庭穴，前行一尺处可以量到囟会穴，一尺一寸处是上星穴，入前发际五分处是神庭穴，鼻尖准头中心是素髎穴，两眉毛中心是印堂穴，水沟穴藏于鼻下人中沟处，兑端穴在唇间上处取。

手太阴肺经穴分寸歌（11 穴）

中府穴位于乳头之上第三肋骨间隙处，中府之上一寸六分是云门穴，云门穴位于璇玑穴旁开六寸处，天府穴可在腋下三寸动脉搏动处求的，侠白穴位于肘上五寸处，尺泽穴位于肘中横纹处，孔最穴在手腕上七寸处，列缺穴位于腕上一寸半，经渠穴位于寸口凹陷处，太渊穴位于手掌后横纹头，鱼际穴在第一掌指关节后散在血络中，少商穴在大拇指内侧之末端。

手阳明大肠经穴分寸歌（20穴）

商阳穴在食指内侧末端旁边，二间穴在第二掌指关节前找寻，三间在第二掌指关节之后的凹陷中取，合谷位于虎口两骨之间，阳溪穴在手腕两筋之间即是，偏历穴在两手交叉中指至之末端，温溜穴在手腕之上五寸处，曲池穴前四寸处寻找下廉穴，曲池之下三寸是上廉穴，曲池之前两寸处取手三里穴，曲池穴在屈肘时肘横纹头尽处，肘髎穴靠近肱骨外上髁外侧，如果要问在哪里取手五里穴，肘横纹之上三寸向内走，臂臑穴在肘上七寸处可量得，肩髃穴在举臂时肩端取，巨骨穴在肩膊之高点向上即是，天鼎穴位于扶突穴下一寸处，扶突穴在人迎穴后一寸五分，禾髎穴在水沟穴旁开五分处，迎香穴位于禾髎穴上一寸，（鼻翼中点外是迎香穴），大肠经之穴位可以分明了。

足阳明胃经穴分寸歌（45穴）

胃之经脉是足阳明，承泣穴在目下七分处寻找，四白穴在目下一寸取，巨髎穴位于鼻孔旁开八分处，地仓穴靠近口角旁四分处，大迎穴在下颌角前一寸三分处，颊车穴在耳朵下缘面颊凹陷中，下关穴与耳朵之前的动脉相伴行，头维穴在神庭穴旁开四寸五分，人迎穴在喉结旁开一寸半处，水突穴在筋前人迎之下，气舍穴连于水突之下，缺盆穴位于气舍外锁骨之内，距离前正中线四寸要明确，气户穴位于璇玑穴旁开四寸处，距离乳头六寸四分，库房、屋翳、膺窗三穴相临近，乳中穴正在乳头中心，下有乳根穴出于乳下方，各穴相距一寸六分不相侵犯，距离中线必须有四寸，以前面的穴位作为标准，不容穴在巨阙穴旁开两寸处，却靠近幽门一寸五分，它的下面有承满穴与梁门穴、关门穴、太乙穴、滑肉门穴，上下相距各一寸，都在中线旁开两寸处寻找，天枢穴在肚脐旁开两寸处，天枢之下一寸即是外陵穴，天枢之下两寸是大巨穴，水道穴在天枢下三寸，水道之下一寸是归来穴，距离中线旁开两寸，气冲穴位于鼠蹊上一寸处，又距离耻骨有两寸，髀关穴位于膝盖上一尺二寸，伏兔穴位于膝盖上六寸，阴市穴在膝盖上方三寸处，梁丘穴应当标记在膝盖上两寸，髌骨凹陷中有犊鼻穴，膝盖下方三寸是足三里穴，膝盖下方六寸是上廉穴（上巨虚），条口穴位于膝盖下方八寸，膝盖下方九寸是下廉穴（下巨虚），踝骨之上八寸量取丰隆穴，解溪穴位于足跗系鞋带处，就在踝横纹之中央，冲阳穴在跗上五寸处，陷骨穴在内庭之后两寸处，内庭穴在足第二趾外侧凹陷处，厉兑穴在足第二趾末端外侧。

足太阴脾经穴分寸歌（21 穴）

足大趾内侧的末端取隐白穴，趾根关节前方凹陷中求大都穴，太白穴位于关节后赤白肉际处，关节之后一寸处称呼为公孙穴，商丘穴在踝骨之前凹陷中，内踝之上三寸处是三阴交穴，踝骨上六寸是漏谷穴，膝盖下方五寸是地机穴，膝盖之下内侧是阴陵泉穴，血海穴位于膝盖上方内侧，箕门穴在大腿内侧如鱼腹处取，两筋之间动脉应手处，冲门穴在耻骨两端处，距离腹中线三寸半，冲门之上七分处是府舍穴，府舍穴之上三寸是腹结穴，腹结穴之上一寸三分是大横穴，与肚脐相平不要乱，建里穴旁开四寸处便是腹哀穴，中庭穴旁开六寸是食窦穴，相距膻中穴六寸处是天溪穴，再向上一寸六分是胸乡穴，周荣穴的距离也是相同的，大包穴在腋下六寸处，渊腋之下三寸。

手少阴心经穴分寸歌（9 穴）

手少阴心经的极泉穴，位于腋窝之筋肉之间，动可牵引胸部，青灵穴在肘尖上三寸处寻觅，少海穴位于曲肘时之横纹头，灵道穴位于掌后一寸半处，通里穴位于腕后一寸，阴郄穴距离手腕五分处，神门穴在手掌之后骨尖后，少府穴在小指掌指关节之末，小指尖内侧是少冲穴。

手太阳小肠经穴分寸歌（19 穴）

小指末端外侧为少泽穴，前谷穴在掌外侧关节前寻觅，握拳关节后取后溪穴，腕骨穴在手腕内侧之前的凹陷中，豌豆骨之下的凹陷中找阳谷穴，腕上骨尖上寻觅养老穴，支正穴在腕后五寸处，小海穴在肘内上髁鹰嘴中，肩贞穴在腋后之上一寸处，臑俞穴在肩贞穴之上肩胛冈之下，天宗穴在秉风穴下之凹陷中，秉风穴位于举臂冈上有空隙之处，曲垣穴在肩胛冈内端之凹陷处，肩外俞在陶道穴外三寸处，肩中俞在大椎旁开两寸处，天窗穴在扶突后凹陷中仔细寻，天容穴在耳垂之下下颌角之后，颧髎穴在面颊骨端下量取，听宫穴在耳前正中大小如秫米，这就是手太阳小肠之经穴。

足太阳膀胱经穴分寸歌（67 穴）

足太阳为膀胱经，目内眦角开始为睛明穴，眉毛内侧取攒竹穴，直上在神庭旁取眉冲穴，曲差穴在入发际五分处，神庭旁开一寸五分，五处穴也在旁开一寸半处，仔细推算却与上星穴相平，承光、通天、络却三穴，平均相距各一寸半，玉枕穴距脑中一寸三分，在枕骨之上两寸五分取，天柱穴在项后发际处，大筋外侧凹陷中，从此之后距脊中线旁开一寸半，第一穴为大杼穴，第二风门穴，第三椎下是肺俞穴，厥阴在第四椎下，心俞督俞分别在第五、六椎下，第七、九、十椎下分别为膈俞、肝俞、胆俞，十一椎下是脾俞，十二椎下为胃俞，十三椎下三焦俞，十四椎下为肾俞，气海俞在十五椎下，大肠俞在十六椎下取，十七椎下可推算关元俞，十八椎下小肠俞，十九椎下膀胱俞，中膂俞在二十椎下，白环俞当在二十一椎下，以上各穴可以相互推算，更有上次中下髎四穴，相对于腰骶部一二三四空隙处，会阳穴位于尾闾骨旁，第一侧线各穴已经明了，再从脊中线旁开三寸找，第二椎下为附分，第三椎下魄户穴，第四椎下膏肓穴，第五椎下寻找神堂穴，第六椎下譩譆穴，第七椎下膈关穴，第九椎下魂门穴，第十椎下阳纲穴，十一椎下意舍穴，十二椎下胃仓穴，明确十三椎下肓门穴，十四椎下志室穴不需说，十九椎下胞肓穴，二十一椎下秩边穴，第二侧线各穴已均匀。续向臀部横纹取，承扶穴居于臀下凹陷横纹正中央，殷门穴位于承扶穴下六寸，委阳穴位于腘窝外侧两筋中，浮郄穴实际位于委阳之上，相距只有一寸长，委中在腘窝横纹中，向下两寸处寻找合阳穴，承筋穴在合阳穴直下取，穴在腓肠肌之中央，承山穴在腓肠肌之分叉处，外踝之上七寸处寻飞扬穴，跗阳穴在外踝之上三寸，昆仑穴在足跟外侧凹陷中，仆参穴在足跟下足侧方，申脉穴在外踝下五分处，金门穴在申脉之前丘墟之后取，京骨穴位于足外侧跟骨旁，束骨穴在小趾根关节之后赤白肉际处，通谷穴在关节之前凹陷中，至阴穴却在小趾末端外侧，足太阳之穴才能全部详知。

足少阴肾经穴分寸歌（27穴）

脚掌中心是涌泉穴，然谷穴在内踝之前的大骨旁边，太溪穴在内踝之后跟骨之上，照海穴在内踝直下四分处。水泉穴在太溪之下一寸处寻觅，大钟穴在跟骨后大筋之间，复溜穴在太溪直上两寸取，交信穴在复溜穴前五分处相平，二穴只是相隔在筋之前后，足太阴之后足少阴之前，筑宾穴在内踝之上肌肉相分之处，阴谷穴在膝盖下方内上髁之边，再往上从任脉旁开半寸取，横骨在曲骨穴相平取，大赫穴、四满穴，中注穴、肓俞穴也是相互连续的，六穴相距都是一寸，都与中线距离半寸，商曲穴与下脘穴相平处取，石关穴、阴都穴、通谷穴是相连续的，幽门穴正在巨阙旁，这五穴的相距分寸度量与前面相同，再从中线旁开两寸，步廊穴却在中庭穴之旁边，神封、灵墟及神藏穴、彧中、俞府在璇玑旁，每穴相距都是一寸六分，距离中线旁开二寸须仔细度量。

手厥阴心包经穴分寸歌（9穴）

心包经的穴位起于天池穴，位于乳头后一寸腋下三寸处，天泉穴在腋下两寸上臂中，曲泽穴在肘内横纹上，郄门穴距离腕横纹有五寸，间使穴在腕后三寸处，内关离手腕只有两寸，大陵穴在手掌之后两筋中间，屈曲中指尖取劳宫穴，中冲穴在中指之末端。

手少阳三焦经穴分寸歌（23穴）

无名指末端外侧是关冲穴，液门穴在四五指间凹陷中，中渚在液门上一寸处，阳池穴在手腕背侧凹陷中，外关在手腕之后两寸处取，腕后三寸是支沟穴，支沟一横指之外取会宗，相距一寸用心记，腕后四寸是三阳络，肘前五寸是四渎穴，天井穴在肘外侧大骨之后，骨间一寸仔细摸。肘后两寸是清冷渊，肘后五寸是消泺，臑会穴在肩前三寸处量取，肩髎在三角肌上中心凹陷处，天髎穴、巨骨穴都在肩上凹陷中取，天牖穴、天容穴的后侧，翳风在耳后耳垂下凹陷中，瘛脉穴在耳后似张开的鸡爪，颅息穴也在青色络脉上，角孙穴在耳尖上中央，耳门在对耳屏之前肉起之处，和髎穴在耳前鬓角处，想知道丝竹空在哪里，眉梢之处的凹陷不需要度量。

足少阳胆经穴分寸歌（44穴）

目外眦外五分取瞳子髎穴，耳前凹陷中取听会穴，颧弓向上一寸是上关穴，向内斜行头角取颔厌，再向后下斜行定颅息穴，悬厘穴在悬颅穴下半寸，曲鬓穴在耳朵前方发际前，耳尖上一寸半是率谷穴，天冲在率谷穴向后斜下五分处，浮白穴在率谷穴下一寸（后下一寸可呈现浮白穴），窍阴穴在枕骨之上，完骨穴要在耳后发际处相认，入发际四分必须记准，本神在神庭旁开三寸处，入发际五分对于目外眦，阳白穴在眉毛上一寸，却与瞳孔正相对，直上入发际五分是头临泣，旁开相平于神庭穴，临泣向后一寸是目窗穴，目窗后一寸是正营穴，承灵穴又在正营后方，相距一寸半见于针灸甲乙经，在风池直上寻找脑空穴，距离脑户穴旁开两寸，风池位于耳后高骨后凹陷处，肩井穴在肩中凹陷中（肩井位于大椎肩峰之间），大骨之前半寸取穴，渊腋位于腋下三寸处，再从渊腋向前横取，相隔一寸正逢辄筋，日月穴在期门穴下一肋间，第十二肋端是京门穴，章门下一寸半分寻找带脉穴（章门下与肚脐相平寻找带脉），带脉下三寸是五枢穴，章门下五寸三分认维道穴（五枢穴前下五分是维道），章门下八寸三分名为居髎穴（居髎当于髂前转子处取），环跳穴位于股骨大转子后凹陷中，风市穴在上肢下垂中指尖所至之处，中渎穴位于膝盖上方五寸处，阳关穴在阳陵泉上三寸，阳陵泉在膝盖下方一寸处量取，在腓骨头前下方的凹陷中，阳交穴在外踝之上七寸处，此为斜走足三阳之络，外丘穴在踝上七寸处斟酌取，踝上五寸是光明穴，踝上四寸取阳辅穴，踝上三寸是悬钟穴，丘墟穴在外踝前下凹陷中寻，丘墟下三寸为足临泣，临泣下五分是地五会，地五会之下一寸是侠溪穴，想找窍阴在何处，第四足趾外侧角处。

足厥阴肝经穴分寸歌（14穴）

足大趾末端的穴是大敦穴，行间穴存于足大趾与二趾之缝中，太冲在大趾根本节后两寸处，内踝之前一寸称为中封穴，蠡沟穴是在内踝上五寸处，中都穴在内踝上七寸中，膝关在阴陵泉后一寸处，曲泉在屈膝时候横纹尽头处，阴包穴在膝盖上方四寸处，气冲之下三寸是足五里穴，阴廉在气冲之下两寸处，急脉穴在阴器旁开两寸半处，章门穴在与肚脐相平的第十一肋骨末端处，乳头直下两肋间取期门穴。

【按语】本歌诀出自清·刘清臣《医学集成》。精确掌握穴位定位是进行针灸治疗的第一步，腧穴系统比较繁杂，记忆起来有一定困难，本歌诀易于背诵和掌握，原为针灸医师所必须熟记的内容，可参考国际腧穴标准定位协同记忆。另外，穴位定位不能停留在文字描述上，必须要落实到人体上，这样在临床实践中才能认穴准确，达到预期的治疗目的。

十二经气血多少歌

【歌括】

多气多血经须记，大肠手经足经胃。

少血多气有六经，三焦胆肾心脾肺。

多血少气心包络，膀胱小肠肝所异。

【白话解】多气多血经脉必须记住，它们是手阳明大肠经、足阳明胃经。少血多气的有六条经，即手少阳三焦经、足少阳胆经、手少阴心经、足少阴肾经、手太阴肺经和足太阴脾经。多血少气的有四条经，即手太阳小肠经、足太阳膀胱经、手厥阴心包经和足厥阴肝经。

【按语】 本歌诀出自明·徐凤《针灸大全》。经脉气血多少学说，首见于《内经》，在中医理论中占有重要位置，是临床辨证施治的指征之一，对指导临床更具有一定意义。临床应用子午流注针法时，要考虑各脏腑经络的功能状态和气血多少，以便为调节气血和按时针刺提供依据。所以，十二经的气血多少是子午流注的理论基础之一。针灸临床可以根据生理、病理具体状态下经络气血的多与少，选用不同的补泻手法、针刺浅深、留针时间、艾灸壮数。

十二经营气流注顺序歌

【歌括】

> 肺大胃脾心小肠，膀肾包焦胆肝续①；
> 手阴脏手阳手头，足阴足腹阳头足。

【注释】

①续：指经脉首尾相续，如环无端。

【白话解】 十二经脉营气血流注的顺序是：起于肺经，依次流注大肠经、胃经、脾经、心经、小肠经、膀胱经、肾经、心包经、三焦经、胆经、肝经。手三阴经由胸走手，手三阳经由手走头，足三阴经由足走腹（胸），足三阳经由头走足。

【按语】 本歌诀选自明·张介宾《类经图翼》。十二经脉的流注是从手太阴肺经开始，阴阳相贯，首尾相接，逐经相传，到肝经为止，从而构成了周而复始、如环无休的流注系统，将气血周流全身，起到濡养的作用。本歌同十二经气血多少歌一样，也是子午流注的理论基础之一。

井荥输原经合歌

【歌括】

少商鱼际与太渊，经渠尺泽肺相连，
商阳二三间合谷，阳溪曲池大肠牵。
隐白大都太白脾，商丘阴陵泉要知，
历兑内庭陷谷胃，冲阳解溪三里随。
少冲少府属于心，神门灵道少海寻，
少泽前谷后溪腕，阳谷小海小肠经。
涌泉然谷与太溪，复溜阴谷肾所宜，
至阴通谷束京骨，昆仑委中膀胱知。
中冲劳宫心包络，大陵间使传曲泽，
关冲液门中渚焦，阳池支沟天井索。
大敦行间太冲看，中封曲泉属于肝，
窍阴侠溪临泣胆，丘墟阳辅阳陵泉。

【白话解】 肺经的五输穴是依次是：少商、鱼际、太渊、经渠、尺泽。

大肠经的五输穴是依次是：商阳、二间、三间、合谷（原穴）、阳溪、曲池。

胃经的五输穴依次是：厉兑、内庭、陷谷、冲阳（原穴）、解溪、足三里。

脾经的五输穴依次是：隐白、大都、太白、商丘、阴陵泉。

心经的五输穴依次是：少冲、少府、神门、灵道、少海。

小肠经的五输穴依次是：少泽、前谷、后溪、腕骨（原穴）、阳谷、小海。

膀胱经的五输穴依次是：至阴、通谷、束骨、京骨（原穴）、昆仑、委中。

肾经的五输穴依次是：涌泉、然谷、太溪、复溜、阴谷。

心包经的五输穴依次是：中冲、劳宫、大陵、间使、曲泽。

三焦经的五输穴依次是：关冲、液门、中诸、阳池（原穴）、支沟、天井。

胆经的五输穴依次是：足窍阴、侠溪、足临泣、丘墟（原穴）、阳辅、阳陵泉。

肝经的五输穴依次是：大敦、行间、太冲、中封、曲泉。

【按语】本歌诀选自明·杨继洲《针灸大成》。《灵枢·九针十二原》指出："所出为井，所溜为荣，所注为输，所行为经，所入为合。"五输穴是十二经穴中井、荣、输、经、合5类腧穴的简称，这些腧穴均分布在四肢肘、膝以下的部位，其分布特点是以四肢末端依次按井、荣、输、经、合的次序向肘、膝部位排列，每经5穴，十二经共有60穴。其中，阴经的输穴同时也是原穴，阳经因脉气盛长，故另置一原穴。本歌穴位阴经按井、荣、输（原）、经、合的顺序排列，阳经按井、荣、输、原、经、合的顺序排列。五输穴是十二经经气出入之所，因此具有主治五脏六腑病变的作用。同时，五输穴还是子午流注和子母补泻配穴法的选穴基础，应背诵熟记。

十五络穴歌

【歌括】

人身络穴一十五，我今逐一从头举，
手太阴络为列缺，手少阴络即通里，
手厥阴络为内关，手太阳络支正是，
手阳明络偏历当，手少阳络外关位，
足太阳络号飞扬，足阳明络丰隆记，
足少阳络为光明，足太阴络公孙寄，
足少阴络名大钟，足厥阴络蠡沟配，
阳督之络号长强，阴任之络号尾翳①，
脾之大络为大包，十五络脉君须知。

【注释】

①尾翳：即鸠尾穴。

【白话解】人身络穴有十五，我现从头为你数。手太阴络穴名列缺，手少阴络穴名通里，手厥阴络穴名内关，手太阳络穴名支正，手阳明络穴名偏历，手少阳络穴名外关，足太阳络穴名飞扬，足阳明络穴名丰隆，足少阳络穴名光明，足太阴络穴名公孙，足少阴络穴名大钟，足厥阴络穴名蠡沟，督脉络穴名长强，任脉络穴名鸠尾，脾之大络名大包。这十五络穴应仔细牢记。

【按语】本歌诀选自明·刘纯《医经小学》。络穴是络脉由经脉别出部位的腧穴。十二经脉络穴位于四肢肘膝关节以下，任脉络穴鸠尾位于腹，督脉络穴长强位于尾骶，脾之大络大包位于胸胁，合称"十五络穴"。十二络脉的主要功能是加强十二经脉中表里经之间的联系，故络穴在临床上具有主治表里两经有关病证的作用。

八脉交会八穴歌

【歌括】

公孙冲脉胃心胸，内关阴维下总同，

临泣胆经连带脉，阳维目锐①外关逢，

后溪督脉内眦颈，申脉阳跷络亦通，

列缺任脉行肺系，阴跷照海膈喉咙。

【注释】

①目锐：即目锐眦，外眼角。

【白话解】公孙通冲脉，内关通阴维脉，二穴相配，能治疗心、胸、胃三个部位的病证。

足临泣通于带脉，外关通于阳维脉，二穴相配，主要能治目外眦、耳后、颊、颈、肩等部位的病证。

后溪通督脉，申脉通阳跷脉，二穴相配，主要能治目内眦、颈项、耳、肩、小肠、膀胱等部位的病证。

列缺通任脉，照海阴跷脉相通，二穴相配，主要能治肺系、喉咙和胸膈三个部位的病证。

【按语】八脉交会穴是十二经脉与奇经八脉相通的八个腧穴。由于奇经八脉的经气与十二经脉的经气以八穴相通，故此八穴既能治疗奇经八脉的病证，又能治疗十二经脉的病证。八穴的记载首见于窦汉卿《针经指南》，据说是"少室隐者之所传"，得之于"山人宋子华"。因窦氏善用此法，故又称"窦氏八穴"。八脉交会八穴，临床常采用上下相应的配穴法，是特定穴的重要组成部分。

十二原穴歌

【歌括】

甲出丘墟乙太冲，丙归腕骨是原中，

丁出神门原内过，戊胃冲阳气可通，

己出太白庚合谷，辛缘本出太渊同，

壬归京骨期中过，癸出太溪原穴逢，

三焦壬（丙）是阳池穴，包络大陵癸（丁）又重①。

【注释】

①三焦壬（丙）是阳池穴，包络大陵癸（丁）又重：甲乙丙丁戊己庚辛十天干分别代表五脏六腑并与五行相配。甲指胆经，乙指肝经，丙指小肠经，丁指心经，戊指胃经，己指脾经，庚指大肠经，辛指肺经，壬指膀胱经，癸指肾经，三焦经同小肠经也属丙，心包络同心经也属丁。

【白话解】胆经原穴是丘墟，肝经原穴是太冲，小肠经原穴是腕骨，心经原穴是神门，胃经原穴是冲阳，脾经原穴是太白，大肠经原穴是合谷，肺经原穴是太渊，膀胱经原穴是京骨，肾经原穴是太溪，三焦经原穴是阳池，心包经原穴是大陵。

【按语】本歌诀出自明·高武《针灸聚英》。原穴是脏腑原气输注、经过和留止的部位。多分布于腕踝关节附近。六阳经中，原穴单独存在；六阴经中，"以输代原"。《灵枢·九针十二原》说："五脏有疾也，当取之十二原"。针刺原穴能使三焦原气通达，从而发挥其维护正气，抗御病邪的作用，说明原穴有调整其脏腑经络虚实各证的功能。

十二经背俞穴歌

【歌括】

> 胸三①肺俞四厥阴，心五肝九胆十临，
>
> 十一脾俞十二胃，腰一三焦腰二肾，
>
> 腰四骶一大小肠，膀胱骶二椎外寻。

【注释】

①胸三：指第三胸椎棘突下，以下同。

【白话解】 在背部脊柱两侧距督脉1.5寸的膀胱经第一侧线上，从上而下平第三胸椎棘突下缘的是肺俞；平第四胸椎棘突下缘的是厥阴俞；平第五胸椎棘突下缘的是心俞；平第九胸椎棘突下缘是肝俞；平第十胸椎棘突下缘的则是胆俞；平第十一胸椎棘突下缘的是脾俞；平第十二胸椎棘突下缘的是胃俞；平第一腰椎棘突下缘者为三焦俞，平第二腰椎棘突下缘者为肾俞；平第四腰椎棘突下缘的是大肠俞；平第一骶后孔的是小肠俞；平第二骶后孔的是膀胱俞。

【按语】 本歌诀选自郑魁山《针灸集锦》。背俞穴是脏腑之气输注于背腰部的腧穴，分布于背腰部足太阳膀胱经的第一侧线上，后正中线旁开1.5寸，大体上依脏腑位置而上下排列，与脏腑位置相对应，对诊察和治疗内脏疾病有着重要作用，被列为全身"要穴"之一。

十二募穴歌

【歌括】
　　　　天枢大肠肺中府，关元小肠巨阙心，
　　　　中极膀胱京门肾，胆日月肝期门寻，
　　　　脾募章门胃中脘，气化三焦①石门针，
　　　　心包募穴何处取？胸前膻中觅浅深。

【注释】

①气化三焦：在此处是指三焦经。因为三焦主司气化，为元气、精津水液气化环流的通道和场所，故名气化三焦。

【白话解】大肠的募穴天枢，肺的募穴是中府，小肠募穴为关元，心的募穴是巨阙，膀胱的募穴是中极，肾的募穴是京门，胆的募穴是日月，肝的募穴是期门，脾的募穴是章门，胃的募穴是中脘，三焦的募穴是石门，心包的募穴是膻中。

【按语】本歌诀出处不详，收集自互联网。募穴是脏腑之气汇聚于胸腹部的腧穴，分布于胸腹部，位置随脏腑高低而排列，有的分布在本经，有的分布在它经，有呈双穴者，有为单穴者，大部分分布于任脉之上。《难经·六十七难》："阳病行阴，故令募在阴"，《素问·阴阳应象大论篇》言："阳病治阴"，说明六腑病证多取募穴治疗。脏腑之气与俞募穴是相互贯通的，因此，募穴主治性能与背俞穴有共同之处。募穴可以单独使用，也可与背俞穴配合使用，即谓之"俞募配穴"。同时俞募二穴也可相互诊察病证，作为协助诊断的一种方法。所谓"审募而察俞，察俞而诊募"。

八会穴歌

【歌括】

腑会中脘脏章门，髓会绝骨①筋阳陵，

血会膈俞骨大杼，脉太渊气膻中存。

【注释】

①绝骨：即足少阳胆经的悬钟穴。

【白话解】脏会章门，筋会阳陵泉，腑会中脘，脉会太渊，气会膻中，骨会大杼，血会膈俞，髓会绝骨。

【按语】本歌诀选自明·高武《针灸聚英》。八会穴是指脏、腑、气、血、筋、脉、骨、髓等精气所汇聚的腧穴。首载于《难经·四十五难》："府会太仓，脏会季胁，筋会阳陵泉，髓会绝骨，血会膈俞，骨会大杼，脉会太渊，气会三焦外，筋直两乳内也"。八会穴与其所属的八种脏器组织的生理功能有着密切联系，因此，在临床方面凡与此八者有关的病证，均可选用八会穴治疗。

下合穴歌

【歌括】

胃经下合三里乡，上下巨虚大小肠，

膀胱当合委中穴，三焦下合属委阳，

胆经之合阳陵泉，腑病用之效必彰。

【白话解】胃经的下合穴是足三里，大肠经的下合穴是上巨虚，小肠经的下合穴是下巨虚，委中穴是膀胱经的下合穴，委阳是三焦经的下合穴，阳陵泉是胆经的下合穴。六腑的病证使用下合穴治疗效果很显著。

【按语】 本歌诀选自杨甲三主编的《腧穴学》教材。下合穴，又称六腑下合穴，是据《灵枢·邪气脏腑病形》"合治内府"的理论发展而来。六腑之气下合于足三阳经的 6 个腧穴，称为下合穴，又称六腑下合穴。下合穴是治疗六腑病证的主要穴位，如《素问·咳论》云："治腑者治其合"。

十六郄穴歌

【歌括】

> 郄义即孔隙[①]，本属气血集。
> 肺向孔最取，大肠温溜别；
> 胃经是梁丘，脾属地机穴；
> 心则取阴郄，小肠养老列；
> 膀胱金门守，肾向水泉施；
> 心包郄门刺，三焦会宗持；
> 胆郄在外丘，肝经中都是；
> 阳跷跗阳走，阴跷交信期；
> 阳维阳交穴，阴维筑宾知。

【注释】

①郄义即孔隙："郄"有空隙之意，也有要道、孔道之意。

【白话解】 郄是孔隙的意思，郄穴是经脉气血藏聚的地方。肺经的郄穴是孔最，大肠经的郄穴是温溜，脾经的郄穴是地机，胃经的郄穴是梁丘，心经的郄穴是阴郄，小肠经的郄穴是养老，膀胱经的郄穴是金门，肾经的郄穴是水泉，心包经的郄穴是郄门，三焦经的郄穴是会宗，胆经的郄穴是外丘，肝经的郄穴是中都，跗阳是阳跷脉的郄穴，交信是阴跷脉的郄穴，阳维脉的郄穴是阳交，阴维脉的郄穴是筑宾。

【按语】本歌诀选自杨甲三主编的《腧穴学》教材。郄穴是指经脉之气深聚部位的腧穴。十二经脉各有一个郄穴，阴维脉、阳维脉、阴跷脉、阳跷脉也各有一个郄穴，共计有 16 个郄穴。除胃经的梁丘之外，都分布于四肢肘膝关节以下。阴经郄穴多治疗血症，如孔最治疗咳血，中都治疗崩漏等；阳经郄穴多治疗急性疼痛，如颈项痛取外丘，胃脘痛取梁丘。此外，当脏腑有病变时在郄穴常有所反应，因此，可按压郄穴进行检查，以做协助诊断之用。

二、刺法灸法

行针总要歌

【歌括】

黄帝金针法最奇，短长肥瘦在临时，
但将他人横纹处，分寸寻求审用之。
身体心胸或是短，身体心胸或是长，
求穴看纹还有理，医工此理要推详。
定穴行针须细认，瘦肥短小岂同群，
肥人针入三分半，瘦体须当用二分，
不肥不瘦不相同，如此之人但着中，
只在二三分内取，用之无失且收功。
大饥大饱宜避忌，大风大雨宜须容。
饥伤荣气饱伤腑，更看人神俱避之[①]。
妙针之法世间稀，多少医工不得知，
寸寸人身皆是穴，但开筋骨莫狐疑，
有筋有骨傍针去，无骨无筋须透之。
见病行针须仔细，必明升降合开时，
邪入五脏须早遏，祟侵六脉浪翻飞，
乌乌稷稷[②]空中堕，静意冥冥[③]起发机，

31

先补真阳元气足，次泻余邪九度嘘④，
同身逐穴歌中取，捷法昭然径不迷。
百会三阳顶之中，五会天满名相同，
前顶之上寸五取，百病能去理中风，
灸后火燥冲双目，四畔⑤刺血令宣通，
井泉要洗原针穴，针刺无如灸有功。
前顶寸五三阳前，甄权曾云一寸言，
棱针出血头风愈，盐油揩根病自痊。
囟会顶前寸五深，八岁儿童不可针，
囟门未合那堪灸，二者须当记在心。
上星会前一寸斟，神庭星前发际寻，
诸风灸庭为最妙，庭星宜灸不宜针。
印堂穴并两眉攒，素髎面正身柱端，
动脉之中定禁灸，若燃此穴鼻鼾酸。
水沟鼻下名人中，兑端张口上唇宫，
龈穴二龈中间取，承浆下唇宛内踪，
炷灸分半悬浆灸，大则阳明脉不隆。
廉泉宛上定结喉，一名舌本立重楼，
同身捷法须当记，他日声名传九州。

【注释】

①人神俱避之：人神，古代针灸宜忌说之一。《黄帝虾蟆经》："神所藏行，不可犯伤。"意指人神按时巡行各部，其所在部位，忌用针灸。

②乌乌稷稷：言气之往来，气至如鸟集合一样。

③静意冥冥：静意，安定心意。冥冥，幽深不见，比喻针刺时，病人的生理、病理微妙变化。全句指医师持针在手，必须安定心意，细心体会针下的微妙变化，如弩之扣机待发。

④嘘：有吐出、吹出之意，在此指泻出邪气。

⑤四畔：即四边。

【白话解】黄帝针法真是神奇，医者应根据病人的高矮肥瘦不同类型分别进行有针对性的治疗，利用患者手指同身寸作为标准，谨慎度量取穴后针灸。不用管患者的形体是胖瘦还是高矮，因此取穴看纹理时应因人而异，医生要明白这个道理，才能准确取穴。取穴行针需要仔细分辨，不同的病人因为形体高矮肥瘦不同，取穴怎能一样！如果形体肥胖病人针入三分半，那么消瘦的病人只能针二分，不胖不瘦的则取中间，可针二、三分，既不过深又不太浅，这样就不会有所偏差而取得疗效。过饱、饥饿时不宜针刺，大风大雨之时也不宜针刺。饥饿可伤及荣气，过饱可伤及脏腑，更要遵守针灸的"人神宜忌"，这些时候均不宜针刺。奇妙的针灸法在世间稀有流传，所以很多医生无从知晓。其实人体上处处都有穴位，只要避开骨骼、筋脉即可。如果穴位在筋骨处，须沿筋骨边缘刺入，没有骨骼和筋脉处则可采用透刺法。看到患者需要针刺治疗时要仔细考虑，必须明确气机升降出入、气血流注和穴位开阖时间，邪气侵入五脏须及早遏止，病邪侵入六腑，经脉气血就有逆乱变化，脉象紊乱，似浪花翻飞，针刺得气似空中飞鸟若隐若现，医生持针在手，如弩之扣机待发，必须专默精诚，细心体会，不可稍事外顾。先补元阳之气，再多次反复泻出邪气，根据歌赋中所提到的取穴方法，简捷明了而不出现失误。百会、三阳、五会、天满均指头顶上的百会穴，在前顶穴上方1.5寸取穴，能治疗多种疾病和中风病。如果灸百会穴发现上火，燥热上冲眼时，要先刺百会穴四边出血，然后再用新汲井泉水冲洗以泻其火。针刺百会治疗中气下陷等疾病不如用灸法效果好。前顶在百会穴前1.5寸处，甄权曾认为是1寸。用三棱针点刺前顶穴出血，然后用盐油涂于穴上，头风可被治愈。囟会在前顶前1.5寸，8岁以下的儿童不可用针刺方法，因为囟门未闭，同时也不能用灸法，这两点须牢记在心。上星在前顶穴前方1寸处，神庭穴在上星穴前方平发际处，诸风证灸神庭穴是很好的方法，神庭和上星宜用灸法而不宜用针法。印堂穴在两眉头攒竹穴之间，素髎在鼻头顶端，靠近动脉的地方一定是禁灸的，灸此穴可致夜间睡眠打鼾和鼻子发酸。鼻下水沟穴又名人中穴，上唇中点是兑端穴，龈交穴在口内上齿唇系带处，承浆在唇下颏部凹陷中点处，用小的艾炷灸或悬灸，若艾炷壮数多则可致阳明脉不隆起。结喉上凹陷处是廉泉穴，又名舌本，重楼是悬雍垂。同身寸简捷取穴的方法须牢牢记住，日后你的名声会传遍九州大地。

【按语】本歌诀出自明·杨继洲《针灸大成》。本歌论述了行针取穴的一些共性问题，诸如行针时要按病人体质之强弱胖瘦，身躯之高矮而决定针刺之浅深。要根据受针者之同身寸进行度量取穴，并应注意询问病人饥饱劳碌情况，凡阴雨天气及禁忌时日均不宜行针治疗。要求在治疗时应按经络的循行、阴升阳降的规律，揣寻穴位，进行傍刺、深刺或透刺。文中还详叙有关腧穴之部位以及某症选取某穴，某穴可针可灸等。具有很高的临床参考价值。

针法歌

【歌括】

先说平针法①，含针口内温，
按揉令气散，掐穴故教深。

持针安穴上，令他嗽一声，

随嗽归天部，停针再至人。

再停归地部，待气候针沉，

气若不来至，指甲切其经。

次提针向病，针退天地人，

补必随经刺，令他吹气频。

随吹随左转，逐归天地人，

待气停针久，三弹更熨温。

出针口吸气，急急闭其门，

泻欲迎经取，吸则内其针。

吸时须右转，依次进天人，

转针仍复吸，依法要停针。

出针吹口气，摇动大其门。

【注释】

①平针法：即平补平泻针法。

【白话解】 先说平补平泻针法，将针含于口内温暖而后沾
唾刺之（现已摒弃不用），首先用押手（左手）按揉穴位，使
局部放松，然后以指重按进针部位，这样进针容易深而且不
痛。将针安放在穴位上，令病人咳嗽一声，随咳嗽将针刺入浅
部（天部），稍停再进较深的部位（人部），再稍停刺入深部
筋骨之间（地部）。针下有沉紧感即是得气，若针下未得气可
以停针候气，或用指切循穴位所在之经，以催气至，以得气为
佳。得气后把针尖刺向病灶部位，然后将针再退至天部。针刺
补法包括针尖顺向经脉循行的方向刺，呼气时进针，以及随呼
气拇指向前针向左转，得气后逐渐刺入深部。若针刺久不气
至，可用候气催气之法，用手指轻弹针柄，或是配合艾灸、温

针等。出针时应在患者吸气时，快速出针，并迅速按压针孔。针刺泻法包括针尖逆着经脉循行的方向进针，在患者吸气时进针，同时拇指向后使针右转，逐渐刺进深部。注意捻转针时要在吸气过程中；当患者吸气时拔出针，并摇大针孔，这些都是泻法。

【按语】 本歌诀出自明·杨继洲《针灸大成》。针刺补泻是根据《灵枢·经脉》："盛则泻之，虚则补之，热则疾之，寒则留之，陷下则灸之"。这一针灸治病的基本理论原则，而确立的两种不同的治疗方法。是针刺治病的一个重要环节，也是毫针刺法的核心内容。本歌诀主要阐述了平补平泻、补法、泻法具体操作方法，至今仍应用于针灸临床。

补泻雪心①歌

【歌括】

行针补泻分寒热，泻寒补热须分别，
捻指向外泻之方，捻指向内补之诀。
泻左须当大指前，泻右大指当后拽②，
补左次指向前搓，补右大指往上拽。
如何补泻有两般？盖是经从两边发。
补泻又要识迎随，随则为补迎为泻。
古人补泻左右分，今人乃为男女别。
男女经脉一般生，昼夜循环无暂歇，
两手阳经上走头，阴经胸走手指辍③，
两足阳经头走足，阴经上走腹中结。
随则针头随经行，迎则针头迎经夺。
更为补泻定吸呼，吸泻呼补真奇绝。

补则呼出却入针，要知针用三飞法^④

气至出针吸气入，疾而一退急扪穴。

泻则吸气方入针，要知阻气通身达，

气至出针呼气出，徐而三退穴开禁。

此诀出自梓桑君^⑤，我今授汝心已雪，

正是补泻玄中玄，莫向人前轻易说。

【注释】

①雪心：指内心明白透彻，一片雪亮之意。

②拽：拉或牵引之意。

③辍：停止。

④三飞法：飞法是指用右手拇指、食指执持针柄，细细捻搓数次，然后张开两指，一搓一放，反复数次，状如飞鸟展翅，故称飞法。三飞法即指飞针三次而言。

⑤梓桑君：即宋元时期的针灸名家席弘。

【白话解】 行针运用补泻手法时应根据病证的寒热虚实，用泻法治疗实证、热证，用补法治疗虚证、寒证，必须区分鉴别。一般来说，捻针向外为泻，捻针向内为补。泻左侧穴时，大拇指向前为泻；泻右侧穴，则大拇指向后捻针为泻；补左侧穴，食指向前搓针柄为补；补右侧穴位，则大拇指向前捻针为补。为什么补泻方法有两种？这是因为经脉分布在人身左右两侧，所以左右穴位的捻转补泻法不同。此外，还要知晓"迎随"，针刺时针尖顺经脉走行的方向为随，是补法；针尖逆经脉走行的方向称为迎，是泻法。古人针灸补泻也按人身之左右有分别，现代针灸补泻按男女性别手法不同。但是虽男女有别，但经脉却是一样的，都是昼夜循环不止，手三阳经从手走头，手三阴经从胸走手，足三阳经从头走足，足三阴经从足走腹。总之，"随"是顺着经脉走行进针，为补法，"迎"是逆

着经脉走行进针，为泻法。呼吸补泻法首先确定患者的呼吸，患者吸气时进针，呼气时出针为泻法；呼气时进针，吸气时出针为补法。要知道进针和出针也分补泻，名三飞法。吸气时进针，得气后即出针，快速出针并急扪穴孔是补。吸气入针，得气后在呼气时出针，针飞三次慢慢退出，不扪针孔是泻。这个补泻歌诀出于梓桑君，我现在传授给你们，使你们心中明白雪亮。补泻的方法真是玄妙极了，一般人面前不要轻易说出来。

【按语】 本歌诀出自明·杨继洲《针灸大成》，为专论针刺补泻手法的歌诀，提出了寒热、迎随、男女、左右、呼吸、开阖、徐疾等补泻方法，并阐明了补泻的区分要点。

刺法启玄歌(六言)

【歌括】

十二阴阳气血，凝滞全凭针焫①，
细推十干②五行，谨按四时八节③，
出入要知先后，开合慎毋妄别。
左手按穴分明，右手持针亲刺，
刺荣无伤卫气，刺卫毋伤荣血。
循扪引导之因，呼吸调和寒热，
补即慢慢出针，泻即徐徐闭穴，
发明难素玄微，俯仰岐黄秘诀。
若能劳心劳力，必定愈明愈哲，
譬如闭户造车，端正出门合辙。
倘逢志士细推，不是知音莫说，
了却个人规模，便是医中俊杰。

①焫：点燃、焚烧，在此指灸法。

②十干：即甲、乙、丙、丁、戊、己、庚、辛、壬、癸十天干。

③八节：指立春、立夏、立秋、立冬、春分、秋分、夏至和冬至八个节气。

【白话解】十二经阴阳的平衡、气血的疏通和凝滞，全靠针刺和艾灸进行调节。要细细推敲天干、五行，谨慎的按照四时八节等进行针灸，进针和出针要知道先后，开阖针孔时也千万不要胡乱甄别。左手（押手）按穴要准确，右手（刺手）持针刺入皮肤，这就是刺荣时摄按皮肤，使卫气离散而深刺至荣则不伤卫，刺卫应横刺浅刺则不伤荣血的方法。循按、循摄所刺腧穴周围的经脉以行气、催气来疏导经气，根据病人的呼吸进针和出针来调节寒热虚实。慢慢出针即为补，出针后缓缓扪闭穴孔为泻法，阐明《难经》《素问》的玄妙细微之处，沉细默想岐黄之术的秘诀。若是能认真思考，身体力行，对于针灸之术必定越来越明白，越来越睿智。就比如在家闭门造车，如果造得整齐妥当，出门就不会不合辙。倘若遇到有志之士能仔细推敲，如果不是真正的知音你也莫要告诉他。你若是彻底了解这其中的规则和模式，那就是一名医中俊杰。

【按语】刺法启玄歌有二：一个是五言体，载于《针灸大成》卷五；一个是本歌诀为六言体，转引自明·高武《针灸聚英》，主要揭示了有关针刺的玄奥之理，故名"启玄"。

八法手诀歌

【歌括】

春夏先深而后浅，秋冬先浅而后深，

随处按之呼吸轻，迎而吸之寻内关，

补虚泻实公孙是，列缺次当照海深，

临泣外关和上下，后溪申脉有金针。

先深后浅行阴数，前三后二却是阴，

先浅后深阳数法，前二后三阳数定，

临泣公孙肠中病，脊头腰背申脉攻，

照海咽喉并小腹。内关行处治心疼，

后溪前上外肩背，列缺针时脉气通，

急按慢提阴气升，急提慢按阳气降。

取阳取阴皆①六数，达人刺处有奇效。

【注释】

①皆：疑为"九"。

【白话解】春夏时节针刺要先深刺，得气后，再将针提至浅部；秋冬时节针刺要先浅刺，得气后，再将针提至深部。应用补法时，要在呼气时进针，吸气时出针，出针后迅速按闭针孔；应用泻法时，要在吸气时进针，呼气时出针，出针后缓按或不按针孔。施行补泻方法时奇经八穴可以互相配合，上肢的内关与下肢的公孙相配；上肢的外关与下肢的临泣相配；上肢的列缺与下肢的照海相配；上肢的后溪与下肢的申脉相配，这就是八法交会的规律是上下相合。进针后先刺至深部，得气后将针上提至浅部，行六阴数手法，为泻；进针后先刺至天部，得气后再将针深刺至地部，然后行九阳数手法，为补。以拇指向前飞针三次，再向后两次为阴数；拇指向前两次再向后三次为阳数。临泣、公孙两穴主治胃肠病；申脉穴主治头脊腰背部疾病；照海穴主治咽喉和小腹疾病；内关穴主治心疼；后溪穴主治肩背疾病；列缺穴主治气脉瘀滞疾病。快进针、慢出针的手法，可引导阴气外出，是一种泻法；"急提慢按"相当于"徐而疾则实"，也就是慢进针，快出针的手法，可导致阳气内潜，是一种补法。取阴或取阳都是用六阴数，通达这种理论的人针刺会收到神奇效果。

【按语】本歌诀出自明·高武《针灸聚英》卷四。它论述了针刺奇经八穴时运用针刺手法的一些要领。

金针赋

【歌括】

观夫针道，捷法最奇，须要明于补泻，方可起于倾危。先分病之上下，次定穴之高低。头有病而足取之，左有病而右取之。男子之气，早在上而晚在下，取之必明其理；女子之气，早在下而晚在上，用之必识其时。午前为早属阳，午后为晚属阴，男女上下，凭腰分之。手足三阳，手走头而头走足；手足三阴，足走腹而胸走手，阴升阳降，出入之机。逆之者为泻为迎，顺之者为补为随。春夏刺浅者以瘦，秋冬刺深者以肥。更观元气厚薄，浅深之刺犹宜。

原夫补泻之法，妙在呼吸手指。男子者，大指①进前左转，呼之为补，退后右转，吸之为泻，提针为热，插针为寒；女子者，大指退后右转，吸之为补，进前左转，呼之为泻，插针为热，提针为寒。左与右各异，胸与背不同，午前者如此，午后者反之。是故爪而切之，下针之法；摇而退之，出针之法；动而进之，催气之法；循而摄之，行气之法。搓②而去病，弹则补虚，肚腹盘旋③，扪为穴闭。重沉豆④许曰按，轻浮豆许曰提。一十四法，针要所备。补者一退三飞，真气自归；泻者一飞三退，邪气自避。补则补其不足，泻则泻其有余。有余者为肿为痛曰实，不足者为痒为麻曰虚。气速效速，气迟效迟。死生贵贱，针下皆知，贱者硬而贵者脆，生者涩而死者虚，候之不至，必死无疑。

且夫下针之先，须爪按重而切之，次令咳嗽一声，随咳下针。凡补者呼气，初针刺至皮内，乃曰天才；少停进针，刺入肉内，是曰人才；又停进针，刺至筋骨之间，名曰地才。此为极处，就当补之，再停良久，却须退针至人之分，待气沉紧，倒针朝病，进退往来，飞经走气⑤，尽在其中矣。凡泻者吸气，初针至天，少停进针，直至于地，得气泻之，再停良久，即须退针，复至于人，待气沉紧，倒针朝病，法同前矣。其或晕针者，神气虚也，以针补之，口鼻气回，热汤与之，略停少顷，依前再施。

及夫调气之法，下针至地之后，复人之分。欲气上行，将针右捻；欲气下行，将针左捻；欲补先呼后吸，欲泻先吸后呼。气不至者，以手循摄，以爪切掐，以针摇动，进捻搓弹，直待气至。以龙虎升腾⑥之法，按之在前，使气在后，按之在后，使气在前。运气走至疼痛之所，以纳气之法，扶针直插，复向下纳，使气不回。若关节阻涩，气不过者，以龙虎龟凤⑦通经接气大段之法，驱而运之，仍以循摄爪切，无不应矣，此通仙之妙。

况夫出针之法，病势既退，针气微松，病未退者，针气如根，推之不动，转之不移，此为邪气吸拔其针，乃真气未至，不可出之，出之者其病即复，再须补泻，停以待之，直候微松，方可出针豆许，摇而停之。补者吸之去疾，其穴急扪；泻者呼之去徐，其穴不闭。欲令腠密，然后吸气，故曰：下针贵迟，太急伤血；出针贵缓，太急伤气。已上总要，于斯尽矣。

考夫治病，其法有八：一曰烧山火，治顽麻冷痹，先浅后深，凡九阳而三进三退，慢提紧按，热至，紧闭插针，除寒之有准。二曰透天凉，治肌热骨蒸，先深后浅，用六阴而三出三入，紧提慢按，徐徐举针，退热之可凭。皆细细搓之，去病准绳。三曰阳中隐阴，先寒后热，浅而深，以九六之法，则先补后泻也。四曰阴中隐阳，先热后寒，深而浅，以六九之方，则先泻后补也。补者直须热至，泻者务待寒侵，犹如搓线，慢慢转针，法在浅则用浅，法在深则用深，二者不可兼而紊之也。五曰子午捣臼，水蛊膈气⑧，落穴之后，调气均匀，针行上下，九入六出，左右转之，十遭自平。六曰进气之诀，腰背肘膝痛，浑身走注疼，刺九分，行九补，卧针五七吸，待气上下。亦可龙虎交战，左捻九而右捻六，是亦住痛之针。七曰留气之诀，痃癖癥瘕⑨，刺七分，用纯阳，然后乃直插针，气来深刺，提针再停。八曰抽添之诀，瘫痪疮癞，取其要穴，使九阳得气，提按搜寻，大要运气周遍，扶针直插，复向下纳，回阳倒阴，指下玄微，胸中活法，一有未应，反复再施。

若夫过关过节，催运气，以飞经走气，其法有四：一曰青龙摆尾，如扶船舵，不进不退，一左一右，慢慢拨动。二曰白虎摇头，似手摇铃，退方进圆，兼之左右，摇而振之。三曰苍龟探穴，如入土之象，一退三进，钻剔四方。四曰赤凤迎源，展翅之仪，入针至地，提针至天，候针自摇，复进其原，上下左右，四围飞旋，病在上吸而退之，病在下呼而进之。

至夫久患偏枯⑩，通经接气之法，有定息寸数。手足三阳，上九而下十四，过经四寸；手足三阴，上七而下十二，过经五寸。在乎摇动出纳，呼吸同法，驱运气血，顷刻周流，上下通接，可使寒者暖而热者凉，痛者止而胀者消。若开渠之决水，立时见功，何倾危之不起哉？虽曰病有三因，皆从气血，针分八法，不离阴阳。盖经脉昼夜之循环，呼吸往来之不息，和则身体康健，否则疾病竞生。譬如天下，国家地方，山海田园，江河溪谷，值岁时风雨均调，则水道疏利，民安物阜^⑪。其或一方一所，风雨不均，遭以旱涝，使水道涌竭不同，灾忧遂至。人之气血，受病三因，亦犹方所之于旱涝也。盖针砭所以通经脉，均气血，蠲^⑫邪扶正，故曰捷法最奇者哉。

嗟夫！轩岐古远，卢扁久亡，此道幽深，非一言而可尽，斯文细密，久习而能通。岂世上之常辞，庸流之泛术，得之者若科之及第而悦于心；用之者如射之发中而应于目。述自先圣，传之后学，用针之士，有志于斯，果能洞造玄微，而尽其精妙，则世之伏枕之病^⑬，有缘者遇针，其病皆随手而愈矣。

【注释】

①大指：指右拇指。

②搓：转动针柄如搓线，向一个方向连续转针。

③肚腹盘旋：这里指进针得气后，将针由地部提至人部或天部，再将针扳倒，使之与皮肤呈45°角，像推磨那样缓缓地由外而内，或由内而外旋转针身的一种手法。这里说的"肚腹盘旋"，是指此法常用于脏腑病，于腹部行针之时。

④豆：是古代的重量单位，十六黍为一豆，六豆为一铢，二十四铢为一两。在此用豆许是来形容向下按时用力的轻重程度。这里应当具体地解释为用力稍稍下按。

⑤飞经走气：运用手法使经气能循经流注，并且气至病所。

⑥龙虎升腾：又称龙虎飞腾，是一种配合押手，压之在前或压之在后，使经气流通上下的一种行针法。

⑦龙虎龟凤：即"青龙摆尾""白虎摇头""苍龟探穴""赤凤迎源"四种针法。

⑧水蛊膈气：即水臌噎膈。

⑨疝癖癥瘕：在此泛指体内肿块。

⑩偏枯：即中风半身不遂。

⑪阜：丰盛。

⑫蠲：去除。

⑬疴：疾病。

【白话解】针灸的方法简便，收效迅速，但必须首先明白针灸补泻的道理，才能使病人转危为安。根据病位的上下，决定穴位的上下。如头部有病，可取足部的穴位，身体左边有病可取右边的穴位。男子的气机，午前在腰以上，午后在腰以下，针刺时须明白这个道理；女子的气机，午前在腰以下，午后在腰以上，针刺时要根据时间选穴。午前为早，属阳，午后为晚，属阴，男女阴阳气机是根据腰部分上下的。手三阳由手走头，足三阳由头走足；手三阴由胸走手，足三阴由足走腹，两肢上举时，六条阴经由下而上，六条阳经由上而下，阴升阳降，是气机出入的通路。逆着经络针刺为泻法，为迎；顺着经络针刺为补法，为随。春夏季节与瘦人宜刺浅，秋冬季节与肥人宜刺深，更须根据元气的厚薄，决定针刺的深浅。

补泻的效果，在于讲究呼吸的配合和手指的功力。针男性，大指向前针左转，患者呼气时进针，为补法；大指向后针右转，患者吸气时进针，为泻法；提针会产生热感，插针会产生凉感。针女性，大指向后针右转，患者吸气时进针为补；大指向前针左转，患者呼气时进针为泻；插针会产生热感，提针会产生凉感。针刺左与右是不同的，胸与背是不同的，午前针刺方法是这样的，午后针刺，方法相反。

因此，下针的方法是以左手拇指指甲置于被针穴位上切压后进针；出针的方法是两指持针柄摇动，自内出外；催气至的方法是边推按边转针的进针方法；用手指由针穴附近向沿经脉上下、左右循按、爪摄或叩击，以引其气行至病所；转动针柄如搓线之状可以祛除病邪；用手指弹动针柄，可补虚；肚腹部常可用盘法，即进针得气后，将针由地部提至人部或天部，再将针扳倒，使之与皮肤呈45°角，像推磨那样缓缓地由外而内，或由内而外旋转针身，出针时，以手扪穴，勿使气出。向下重插为按法，向上轻提为提法，此14种针刺的方法，针刺要点基本完备了。当补时退针然后配飞法三次，可使真气自归其所；泻时采用一次飞法三次退法，邪气自然就被泻出。补法用来补正气之不足，泻法用来泻邪气之有余。邪气盛可表现为肿、痛，被称为实证；正气虚为痒、麻，称为虚证。得气迅速的疗效迅速，气迟至则疗效迟。另外疾病的轻重缓急，可通过医者手下感觉得知，贫贱的劳动者肌肉坚韧，富贵的人肌肉较松弛；针下得气，有沉紧感，预后良好；针下空虚，预后不良；针下候气而气不至的患者，必死无疑。

下针的方法是先用手指甲置于被针穴位上，用力切之，然后令患者咳嗽一声，随着咳声进针。补法，当患者呼气时进针，开始针刺至皮内，称为天才；稍微停留一下进针，刺入肌肉内，称为人才；又停留一下进针，刺入筋骨间，称为地才，这是最深的地方，可以用补法。再留较长时间后，须退针至人才的位置，待针下有沉紧的感觉，倒针使针尖朝向有病的地方，再行手法进退，传气到达病所，则飞经走气的妙法都在其中了。凡用泻的方法需在患者吸气时进针，初针至天才，稍停一会儿，直接进针至地才，得气以后，行泻法；再停一会儿，退针至人才，待针下有沉紧的感觉，倒针朝向病所，方法同前。如果有晕针的患者，是神气虚的缘故，可用针刺补法，给喝热水等方法，待口鼻中呼吸如常，稍停片刻，可再按以前的手法行针。

调气的方法是下针至地才后，提针至人才。要使气上行，将针向右捻，要使气下行，将针向左捻。需要补时，则令患者先呼后吸，配合进针出针；需要泻时，则令患者先吸后呼。气不至，要用手循经按摄，用指甲切掐皮肤，或将针摇动，或用提插捻搓弹各种手法，直到气至。亦可用龙虎升腾的行气手法，如果用手按在针前，可使气向后行，用手按在针后，可使气前行。若使气至疼痛的地方，可用纳气的方法，将针直刺，再向深部直入，使气不散。如果关节阻塞，使气不能通过，则用"青龙摆尾""白虎摇头""苍龟探穴""赤凤迎源"四种手法，以通经接气过关节，这是大段手法，使用它们，然后加上循摄爪切等手法，不会没有效果的，这是通仙的妙术啊！

出针的方法：病势已退，针下就有松懈感了，病势没退，针下就如生根一样，推之不动，转之不移，这是邪气吸拔针身，是真气未至之故，此时不可出针，否则可致疾病复发。可再行补泻手法，停一会儿，直到针下微松，才可将针提出一些，摇动针柄稍停留一下，然后出针。补法是患者吸气时急出针，急按扪穴位；泻法当患者呼气时缓慢出针，不按扪穴位。要使腠理致密，然后配合呼吸调理气机，所以说下针要慢，太快可伤血；出针要缓，太快可伤气，以上是针灸的总要。

治病有八种手法：一是烧山火，可治顽麻冷痹，要先浅后深，行九阳之数，三进三退，分天、人、地三层进行，在每层行慢提紧按的补法九次，待患者针下有热感，向下插针，除寒邪有准确疗效。二是透天凉，可治疗肌热骨蒸，要先深后浅，行六阴数，三退三进，分三层行紧提慢按的手法六次，然后慢慢将针提至天部，凭此可退热。仔细揣摩，以上的方法可作为治疗疾病的准则。三是阳中隐阴，分浅深两层操作，先在浅层行补法，紧按慢提九数；再进入深层行泻法，紧提慢按六数，是先补后泻的方法，可治疗先寒后热之病。四是阴中隐阳，分浅深两层操作，先在深层行泻法，紧提慢按六数，再退到浅层行补法，紧按慢提九数，这是先泻后补法，可治疗先热后寒证。补时必须等待有热感，泻时必须等待有凉感，像搓线那样慢慢转针，按规定须在浅处施术的，则在浅处进行；按规定须在深处施术的，则在深处进行，二者不可混乱。五是子午捣臼，用于治疗臌胀病，即针刺穴位，得气之后，将针上下提插捻转，九入六出，施针术十次，病自愈。六是进气的法诀，治疗腰背肘膝痛，浑身游走疼痛，刺入深层，行九数的补法，再将针卧倒，针尖朝向病所，病人呼吸五到七次，引气至病所。也可采用龙虎交战手法，即向左捻九而向右捻六，这也是止痛的针法。七是留气法诀，可治疗痃癖癥瘕痞块，将针刺入中层，行九阳数，待气至，将针再刺入深层，再提针回原处，使气留针下。八是抽添法，可治疗瘫痪疮癞顽疾，取治疗主穴，进针后行九阳数以促使得气，再向周围做多向提插，然后再向下直刺按纳，此针法能回阳倒阴。指下功夫玄妙，胸中有数，如果无效，可如同上法反复施术。如果想使经气通过关节，催气运气使气至病所，有四种方法：一是青龙摆尾，行针时，捻转针柄，慢慢地左右拨动，如同船上的舵摆动；二是白虎摇头，在行针时，用持针的右手拇指和食指，在捻转进针的过程中，突将针柄放开，中指拨动针柄向着四周摇动，再上提针如手摇铃；三是苍龟探穴，进针后先退至浅层，然后更换进针方向，上下左右多向透刺，逐渐加深，如龟入土探穴四方钻剔；

四是赤凤迎源，进针后先深入地部，得气后再提至天部，待针得气自摇后，再插入人部，结合一捻一放，形如凤凰展翅飞旋，病在上者，吸气时退针，病在下者，呼气时插针。

通经接气的方法是有定息寸数的，即一息气循经脉运行六寸，手三阳经五尺，操作九息；足三阳经长八尺，操作十四息，超过经脉四寸；手三阴经长三点五尺，操作六息；足三阴经长六点五尺，操作十二息，超过经脉五寸。操作手法与呼吸配合，使气血周流全身，经气上下相通接，可使寒证变暖，热证变凉，并可止痛消胀，像开渠放水，立刻就能有疗效，还能有什么危重证候不能治呢？疾病的病因虽多，但离不开气血，针刺的方法虽多，但离不开阴阳。经脉昼夜循环不休，呼吸往来不止，则身体健康，否则就会生病。就像天下国家之内，山海田园，江河溪谷，如果风调雨顺，气候相宜，则水道疏利，老百姓安居乐业，如果某一个地方，风雨不调，遭受旱涝灾害，则水道不疏利而有灾祸。人的气血失调，是导致疾病的主要原因之一，就像旱涝灾害一样。针刺可以通过刺激穴位使经脉通畅，气血调匀，祛邪扶正，所以说这种方法简便而有奇效。

哎！轩辕黄帝的年代已经很久远了，扁鹊也过世多年了。针法中蕴含的道理是极幽深的，并非一两句话可以说清楚，有文采的人也需要长久的学习才能弄明白，岂是世上的普通的言辞，庸俗寻常之术可比？得到针术真传的人，如考科举及第之心情欢悦，用起来如射箭矢矢中的一样有效。我从先圣那里继承了它，并将它传给后世之人。针灸医生，有志于此道者，仔细研究并使用它，如果真能明晰其中的精微奥妙，那么世上难治的疾病都能够在针灸的治疗之下，获得痊愈。

【按语】本赋录自明·徐凤编著《针灸大全》，为一位隐居西河号称泉石老人所著。本篇共分九个段落，两千余言，专题论述了针法，为针刺手法的专著。详尽记述了针刺的基本手法，即下针十四法："爪而切之，下针之法；摇而退之，出针之法；动而进之，催气之法；循而摄之，行气之法"等。治病八法：烧山火、透天凉、阳中隐阴、阴中隐阳、子午捣臼、进气之诀、留气之诀和抽添之诀，成为后世补泻手法的主要内容。飞经走气四法："白虎摇头""青龙摆尾""苍龟探穴""赤凤迎源"等复式手法也作了具体的阐述。金针赋是我国针灸史上影响最大的一篇针刺法专著，现存针灸书籍中所载针刺手法多源于此。因此，本赋应当掌握。

灸法点穴用火歌

【歌括】

点穴坐卧立直正，炷用蕲艾火珠①良，

灸病古忌八木②火，今时通行一炷香。

【注释】

①火珠：也称火珠曜日，指用玻璃珠汇聚太阳光点火的方法。

②八木：指松、柏、枳、橘、榆、枣、桑、竹。

【白话解】坐点穴则坐灸，卧点穴则卧灸，立点穴则立灸。其炷所用之艾，必用蕲艾，上古用火珠映日取火点之，忌松、柏、枳、橘、榆、枣、桑、竹八木之火；今时惟用香火灼艾，亦通行简便之法也。

【按语】本歌诀录自明·吴谦《医宗金鉴》。本歌讲述了艾灸定穴法，以及取火法，认为用香火灼艾简单实用，是当今

50

通行之法。

灸法早晚次序歌

【歌括】

> 灸法温暖宜于午，上下阳阴先后分，
>
> 脉数新愈不宜灸，欲灸三里过三旬。

【白话解】灸法原为温暖经络，宜在午时阳盛之时，火气易行，必分上下阴阳先后：上下经皆灸者，先灸上，后灸下；阴阳经皆灸者，先灸阳，后灸阴。若脉数有热，新愈气虚，俱不宜灸，恐伤气血。欲灸足三里的患者，必须三十岁以上，方能可灸。

【按语】本歌诀录自明·吴谦《医宗金鉴》。灸治次序一般遵循先阳后阴的原则，正如《千金要方》所说："凡灸当先阳后阴，先上后下。"

灸法大小多少歌

【歌括】

> 头骨手足皮薄瘦，巨阙鸠尾小少宜，
>
> 背腹脐下皮肉浓，大多方能起痼疾。

【白话解】头与四肢，皮薄肉浅，其炷宜小，壮数宜少。有病必须灸巨阙、鸠尾二穴时，艾炷宜小，一般如小麦大。壮数宜少，一般不超过三壮，恐灸火伤心。背腹下皮肉深厚，艾炷宜大，壮数宜多，使火气到，才能去积久难治寒冷疾病。

【按语】本歌诀录自明·吴谦《医宗金鉴》。临床应用艾炷之大小、多少，即施灸量，应根据疾病的性质，病情的轻重，体质的强弱，年龄大小及治疗部位不同而定。一般说来，凡身体强壮，新病体实病人的应大炷多壮；妇孺老人，久病体弱的宜小炷少壮；头面、四肢、胸背、皮薄肉少处，灸炷均不宜过大过多；腰腹、皮厚肉糙，不妨大炷多壮；若治风寒湿气之疾，欲温通经络，祛散外邪，或引导阳气下行时，不过三五壮足矣，炷不宜过大；对沉寒结冷，元气将脱等证，需振奋阳气、温散寒结时，则须大炷多壮，尤其在急救之时，甚至不计壮数，须至回阳脉起为止。

禁灸穴歌

【歌括】

禁灸之穴四十七，承光哑门风府逆，
睛明攒竹下迎香，天柱素髎上临泣①，
脑户耳门瘈脉通，禾髎颧髎丝竹空，
头维下关人迎等，肩贞天牖心俞同，
乳中脊中白环俞，鸠尾渊液②和周荣，
腹哀少商并鱼际，经渠天府及中冲，
阳池阳关地五会，漏谷阴陵条口逢，
殷门申脉承扶忌，伏兔髀关连委中，
阴市下行寻犊鼻，诸穴休将艾火攻。

【注释】

①上临泣：指头临泣。

②渊液：即渊腋。

【白话解】 禁灸的穴位有四十七个，承光、哑门、风府、睛明、攒竹、迎香、天柱、素髎、上临泣、脑户、耳门、瘈脉、口禾髎、颧髎、丝竹空、头维、下关、人迎、肩贞、天牖、心俞、乳中、脊中、白环俞、鸠尾、渊腋、周荣、腹哀、少商、鱼际、经渠、天府、中冲、阳池、阳关、地五会、漏谷、阴陵、条口、殷门、申脉、承扶、伏兔、髀关、委中、阴市、犊鼻。这些穴位不要用艾灸火攻。

【按语】本歌诀录自明·吴谦《医宗金鉴》。该歌诀论述的是禁灸穴位，古代施灸多用瘢痕灸，故禁忌较多，有些禁忌虽然可以打破，但有些情况确实是应禁忌的，如颜面部一般禁灸，以防形成瘢痕，影响美观。此外，凡皮薄、肌少、筋肉结聚处如关节，大血管处、乳头、阴部等处穴位也要禁灸。

三、针灸治疗

四总穴^①歌

【歌括】

> 肚腹三里留，腰背委中求，
> 头项寻列缺，面口合谷收。

【注释】

①四总穴：总，有概括、总结之意。将全身十四经所属之数百穴的功能归纳成足三里、委中、列缺、合谷四穴，故称四总穴。

【白话解】 脾、胃、大肠、小肠功能失调出现的病证，如肚腹疼痛、呕吐、胃痛、腹泻等症，应首选足三里治疗；腰酸背痛等疾患，应取委中穴为主治疗；人身头颈胸肺部位的病变，取列缺为主治疗；颜面口唇部的病证，可取合谷为主治疗。

【按语】 本歌诀原载于明代朱权所著的《乾坤生意》，后被《针灸聚英》《针灸大全》《针灸大成》收入书中。四总穴是依据《灵枢·终始》"从腰以上者，手太阴阳明皆主之；从腰以下者，足太阴阳明皆主之"演变而来的。足三里为足阳明胃经的合穴，其循行经全腹，"合治内腑"故可主治"肚腹"诸疾；委中为足太阳膀胱经的合穴，膀胱经直贯脊背及腰，故可主治腰背各病。列缺属手太阴肺经，是八脉交会穴之一，列缺又是手太阴肺经的络穴，太阴经通过列缺与大肠经相连，大肠经为手之阳经，经项直上头面部，列缺治头项病，其理当在于此；合谷为手阳明大肠经原穴，大肠经上行口面，故本穴可主治面口疾患。四总穴在临床实践中确有针感强、疗效好、治疗范围广泛等优点。另外，四总穴又是远道取穴的典范。

回阳九针歌

【歌括】

哑门劳宫三阴交，涌泉太溪中脘接，

环跳三里合谷并，此是回阳①九针穴。

【注释】

①回阳：使衰微的阳气复苏。

【白话解】哑门、劳宫、三阴交、涌泉、太溪、中脘、环跳、足三里、合谷九穴为临床急救常用的有效穴位，有醒厥回阳之用，用治晕厥、肢冷脉伏。阳虚欲脱时施术可回阳救逆挽救生命，称为回阳九针穴。

【按语】本歌诀出自明·杨继洲《针灸大成》。

杂病穴法歌

【歌括】

杂病随症选杂穴，仍兼原合与八法，

经络原会别论详，脏腑俞募当谨始，

根结标本①理玄微，四关三部②识其处。

伤寒一日刺风府，阴阳分经次第取。

汗吐下法非有他，合谷内关阴交杵③。

一切风寒暑湿邪，头疼发热外关起。

头面耳目口鼻病，曲池合谷为之主。

偏正头疼左右针（左痛针右），

列缺太渊不用补。头风目眩项捩④强，

申脉金门手三里。赤眼迎香出血奇，

临泣太冲合谷侣（眼肿血烂，泻足临泣）。

耳聋临泣（补足）与金门，合谷（俱泻）针后听人语。

鼻塞鼻痔及鼻渊，合谷太冲（俱泻）随手取。

口噤喝斜流涎多，地仓颊车仍可举。

口舌生疮舌下窍，三棱刺血非粗卤（舌下两边紫筋）。

舌裂出血寻内关，太冲、阴交走上部。

舌上生胎合谷当，手三里治舌风舞。

牙风面肿颊车神，合谷（泻足）临泣泻不数。

二陵二跷与二交，头项手足互相与。

两井两商二三间，手上诸风得其所。

手指连肩相引疼，合谷太冲能救苦。

手三里治肩连脐，脊间心后称中渚。

冷嗽只宜补合谷，三阴交泻即时住。

霍乱中脘可入深，三里内庭泻几许。

心痛翻胃刺劳宫（热），寒者少泽细手指（补）。

心痛手战少海求，若要除根阴市睹。

太渊、列缺穴相连，能祛气痛刺两乳。

胁痛只须阳陵泉，腹痛公孙内关尔。

疟疾《素问》分各经，危氏⑤刺指舌红紫。

痢疾合谷三里宜，甚者必须兼中膂

（白痢：合谷；赤痢：小肠俞；赤白：足三里、中膂）。

心胸痞满阴陵泉，针到承山饮食美。

泄泻肚腹诸般疾，（足）三里内庭功无比。

水肿水分与复溜，胀满中脘三里揣。

腰痛环跳委中神，若连背痛昆仑武。

腰连腿疼腕骨升，三里降下随拜跪

（补腕骨，泻足三里）。腰连脚痛怎生医？

（补）环跳（泻）行间与风市。

脚膝诸痛羡行间，三里申脉金门侈，

脚若转筋眼发花，然谷承山法自古。

两足难移先悬钟，条口后针能步履。

两足酸麻补太溪，仆参内庭盘跟楚

（脚盘痛泻内庭，脚跟痛泻仆参）。

脚连胁腋痛难当，环跳阳陵泉内杵。

冷风湿痹针环跳，阳陵三里烧针尾

（烧三五壮，知痛即止）。

七疝⑥大敦与太冲，五淋血海通男妇。

大便虚秘补支沟，泻足三里效可拟。

热秘气秘先长强，大敦阳陵堪调护。

小便不通阴陵泉，三里泻下溺如注。

内伤食积针（手足）三里，璇玑相应块亦消。

脾病气血先合谷，后刺三阴针用烧。

一切内伤内关穴，痰火积块退烦潮。

吐血尺泽功无比，衄血上星与禾髎。

喘急列缺足三里，呕噎阴交不可饶。

劳宫能治五般痫，更刺涌泉疾若挑。

神门专治心痴呆，人中间使祛癫妖。

尸厥百会一穴美，更针隐白效昭昭（外用笔管吹耳）。

妇人通经泻合谷，三里至阴催孕妊（虚补合谷）。

死胎阴交不可缓，胞衣照海内关寻（俱泻）。

小儿惊风少商穴，人中涌泉泻莫深。

痈疽初起审其穴，只刺阳经不刺阴。

伤寒流注分手足，太冲内庭可浮沉。

熟此筌蹄⑦手要活，得后方可度金针，

又有一言真秘诀，上补下泻值千金。

【注释】

①根结标本：十二经脉的"根"与"本"，"结"与"标"位置相近或相同，它们的意义也相似。根者，本者，部位在下，皆经气始生始发之地，为经气之所出；结者，标者，部位在上，皆为经气归结之所。四肢末端位置较低在下，其部位为"本"，为"根"，头、面、胸、背位置较高在上，其部位为"标"，为"结"。

②四关三部：合谷、太冲穴合称四关。三部：一说大包为上部，天枢为中部，地机为下部；一说百会在头应天，璇玑在胸应人，涌泉在足应地，是谓三才；一说人迎、寸口、趺阳为三部。

③杵：在此指针刺。

④捩：扭转。

⑤危氏：即元·危亦林。

⑥七疝：泛指各种疝气。

⑦筌蹄：筌是捕鱼的竹器，蹄是捕兔器。筌蹄比喻为达到目的所采取的手段，在此是说治疗疾病必须掌握一定的要领。

【白话解】杂病随症选杂穴，原穴、合穴以及八法仍需熟练应用，还有络穴、交会穴背腧穴、募穴等特定穴，根结标本的理论非常深奥，四关三部要知道它们的位置。

外感伤寒第一天可刺风府，根据阴阳经脉流注次序依次选取。

针刺合谷、内关、阴交可以治疗汗证、呕吐、泻下。

外关治疗一切风寒暑湿邪、头疼发热诸证。

治疗头面耳目口鼻病，曲池、合谷为主穴。

治疗偏正头疼，左痛针右，右痛针左，取列缺、太渊。

头风、目眩、颈项强直，选申脉、金门、手三里。

眼睛红肿，迎香穴点刺出血，配伍足临泣、太冲、合谷（眼肿血烂，泻足临泣）。

耳聋补足临泣与金门，泻合谷。

鼻塞、鼻痔及鼻渊，泻合谷、太冲。

口噤、㖞斜、流涎，取地仓、颊车。

口舌生疮者，舌下两边紫筋三棱针点刺血。

舌裂出血选内关、太冲、阴交。

舌上生胎选合谷，手三里治舌头震颤，

牙风、面肿取颊车、合谷、泻足临泣。

二陵（阴陵泉、阳陵泉）、二跷（申脉、照海）、二交（阳交、三阴交）。此六穴相交接于两手两足和头顶。

两井（天井、肩井）、两商（商阳、少商）、二间、三间，此六穴主治手上诸病。

手指牵引肩部位疼痛，合谷、太冲能解除痛苦。

手三里主治肩连脐痛，脊间心后部位病变用中渚穴。

寒性咳嗽只宜补合谷，取三阴交可立时止泻。

霍乱选中脘穴，可深刺，同时泻足三里、内庭。

热心痛、翻胃，泻劳宫；寒心痛，补少泽。

心痛、手战取少海，若要除根选阴市穴。

太渊、列缺穴同用，能治疗气滞疼痛牵引乳房。

胁痛必须用阳陵泉，腹痛可选公孙、内关配伍。

《素问》治疗疟疾分经论治，危氏只刺十手指出血，及看舌下有紫肿红筋，亦点刺去血。

痢疾取合谷、足三里宜，甚者必须兼取中膂穴（白痢：合谷；赤痢：小肠俞；赤白：足三里、中膂）。

心胸痞满选阴陵泉、承山，能宽胸膈而使饮食正常。

泄泻等肚腹诸疾，选足三里、内庭功无可拟。

水肿病取水分、复溜；脘腹胀满取中脘、足三里。

腰痛针刺环跳、委中其效如神，若是痛连腰背则加昆仑。

腰连腿疼补腕骨、泻足三里，随你怎么跪拜都不痛。

腰痛牵连脚痛怎么治疗？补环跳、泻行间与风市。

脚膝诸痛用行间、足三里、申脉、金门。

脚若转筋眼发花，古法就选用然谷、承山。

两足难移先针悬钟，后针条口，则能行走如常。

两足酸麻补太溪，脚跟痛泻仆参、内庭（脚盘痛泻内庭，脚跟痛泻仆参）。

脚连胁腋疼痛难忍，针环跳和阳陵泉。

冷风湿痹针环跳，阳陵、足三里用温针灸法（烧三五壮，知痛即止）。

各种疝气选大敦与太冲，男女淋证用血海。（七种疝病之合称）

虚秘证补支沟，泻足三里也可取效。

热秘和气秘刺长强、大敦、阳陵泉。

小便不通泻阴陵泉、足三里。

内伤食积针手、足三里，璇玑穴也可选。

脾病、气血不调先刺合谷，后选三阴交温针灸。

一切内伤杂病、痰火积块潮热均可选内关穴。

吐血选尺泽，衄血选上星与口禾髎。

喘急选列缺、足三里，恶心呕吐噎膈选阴交。

劳宫、涌泉能治癫痫。

神门专治痴呆，人中、间使治疗癫狂。

尸厥选百会、隐白效（外用笔管吹耳）。

妇人通经催生，宜泻合谷，三里、至阴三穴。

泻阴交、照海、内关可治疗胎死腹中。

少商穴、人中、涌泉用泻法治疗小儿惊风。

痈疽初起用针须审明经络部分、血气多少、俞穴远近等因素，宜刺阳经不宜刺阴经。

太冲、内庭二穴总治流注，又能退寒热。

需要熟练掌握这种技巧，然后才能为病人针刺，我还有一个秘诀是上用补法下用泻法，这可是价值千金的秘诀啊。

【按语】本歌诀首载于明·李梴《医学入门》，后被收入《针灸大成》。本歌重点论述辨证取穴、针刺深浅和应用手法，对内、外、妇、儿皆有涉及，具有一定的临床指导价值。

杂病十一穴歌（聚英）

【歌括】

攒竹丝空主头疼，偏正皆宜向此针。

更去大都除泻动，风池针刺三分深。

曲池合谷先针泻，永与除疴病不侵。

依此下针无不应，管教随手便安宁。

头风头痛与牙疼，合谷三间两穴寻。

更向大都针眼痛，太渊穴内用针行。

牙疼三分针吕细①，齿痛依前指上明。

更推大都左之右，交互相迎仔细穷。

听会兼之与听宫，七分针泻耳中聋。

耳门又泻三分许，更加七壮灸听宫。

大肠经内将针泻，曲池合谷七分中。

医者若能明此理，针下之时便见功。

肩背并和肩膊痛，曲池合谷七分深。

未愈尺泽加一寸，更于三间次第行。

各入七分于穴内，少风二府刺心经。

穴内浅深依法用，当时蠲疾两之轻。

咽喉以下至于脐，胃脘之中百病危。

心气痛时胸结硬，伤寒呕哕闷涎②随。

列缺下针三分许，三分针泻到风池。

二指三间并三里，中冲还刺五分依。

汗出难来到腕骨，五分针泻要君知。

鱼际经渠并通里，一分针泻汗淋漓。

二指三间及三里，大指各刺五分宜。

汗至如若通遍体，有人明此是良医。

四肢无力中邪风，眼涩难开百病攻。

精神昏倦多不语，风池合谷用针通。

两手三间随后泻，三里兼之与太冲。

62

各入五分于穴内，迎随得法有奇功。

风池手足指诸间，右瘫偏风左曰瘫。

各刺五分随后泻，更灸七壮便身安。

三里阴交行气泻，一寸三分量病看。

每穴又加三七壮，自然瘫痪实时安。

肘痛将针刺曲池，经渠合谷共相宜。

五分针刺于二穴，疟病缠身便得离。

未愈更加三间刺，五分深刺莫犹疑。

又兼气痛憎寒热，间使行针莫用迟。

腿胯腰疼痞气③攻，髋骨穴内七分穷。

更针风市兼三里，一寸三分补泻同。

又去阴交泻一寸，行间仍刺五分中。

刚柔进退随呼吸，去疾除病拈指功。

肘膝疼时刺曲池，进针一寸是相宜。

左病针右右针左，依此三分泻气奇。

膝痛二寸针犊鼻，三里阴交要七次。

但能仔细寻其理，劫病之功在片时。

【注释】

①吕细：即太溪穴。

②闷涩：闷之为病，面色青惨，昏愦如迷，头汗如雨，头痛如劈，腹内绞痛，欲吐不吐，欲泻不泻，六脉沉细沉伏。闷涩，为上症而有涩水者。

③痞气：五积之一，为脾之积。症见胃脘部膨胀有肿块，突起如覆盆，肌肉消瘦，四肢无力。

【白话解】 攒竹、丝空主偏正头疼，也可泻大都、风池，风池穴针刺三分深，同时泻曲池、合谷，按照这种方法下针可以一劳永逸除去疾病，会随手起效。

头风、头痛和牙疼，取合谷、三间两穴。取大都、太渊针刺可疗眼痛。牙疼刺太溪三分深，可按照前述取穴，更推荐用对侧大都，交互相迎的道理要仔细考究。

听会、听宫刺入七分，耳门刺三分均用泻法，配合灸听宫七壮，治疗耳聋。同时大肠经内将针泻，曲池、合谷针七分用泻法。若是医者能明白此中道理，下针不多时便会见效。肩背、上臂疼痛，取曲池、合谷刺七分，如果未愈可加尺泽针一寸，依次再选三间穴，分别选心经的少府和督脉的风府，各刺入七分深。针刺的深浅要依照刺法要求谨慎施用。咽喉以下至脐属于胃脘部。心下痛、结胸、伤寒呕哕、闷涩等症，取列缺、风池针三分用泻法，三间、手三里、中冲针五分。

汗不出取腕骨，针五分、鱼际、经渠、通里针一分，均用泻法。三间、手三里、大指各刺五分。针后遍体出汗，有人能明白此间道理即是良医。

中风四肢无力、眼涩难开、精神昏倦多语，取风池、合谷，随后泻两侧三间、三里、太冲。各针五分，若补泻得法会收到良好效果。肢体瘫痪右侧称偏风左侧称瘫，取风池及手足指间，各刺五分用泻法，再灸七壮，泻足三里、三阴交，针一寸三分，每穴灸三七壮。

肘痛针刺曲池、经渠、合谷。经渠、合谷针入五分，可疗疟疾，未愈加三间刺五分。如果兼有气滞疼痛和憎恶寒热的症状，就要急速选取间使进行治疗。

腿、胯、腰疼痛、痞气，取髋骨穴针七分，风市、足三里，针一寸三分补泻法同髋骨穴，三阴交针一寸用泻法，行间刺五分。进针出针随呼吸补泻，去除疾病看指下功夫。

肘膝疼痛时刺曲池，进针一寸。采用左病针右右病针左的方法。

膝痛取犊鼻针二寸，足三里、三阴交要针七次。如果能仔细推详其中道理，片刻间就能祛病复康。

【按语】本篇引自《针灸聚英》，作者姓氏不详。本歌赋分述了头痛、牙痛、耳聋、肩臂痛和咽以下至脐的各种杂病的取穴、针刺深浅和补泻所宜，临床可参考应用。

马丹阳天星十二穴并治杂病歌

【歌括】

三里内庭穴，曲池合谷接，委中配承山，太冲昆仑穴，环跳与阳陵，通里并列缺。合担用法担①，合截用法截②，三百六十穴，不出十二诀。治病如神灵，浑如汤泼雪，北斗降真机，金锁教开彻，至人可传授，匪③人莫浪说！

其一

三里膝眼下，三寸两筋间，能通心腹胀，善治胃中寒，肠鸣并泄泻，腿肿膝胻④酸，伤寒羸瘦损，气蛊及诸般，年过三旬后，针灸眼便宽，取穴当审的，八分三壮安！

其二

内庭次趾外，本属足阳明，能治四肢厥，喜静恶闻声，瘾疹咽喉痛，数欠及牙疼，疟疾不能食，针着便惺惺。

其三

曲池拱手取，屈肘骨边求，善治肘中痛，偏风手不收，挽弓开不得，筋缓莫梳头，喉闭促欲死，发热更无休，偏身风癣⑤癞，针着即时瘳！

其四

合谷在虎口，两指歧骨间，头痛并面肿，疟病热还寒，齿齫鼻衄血，口噤不开言，针入五分深，令人即便安！

其五

委中曲腘里，横纹脉中央，腰痛不能举，沉沉引脊梁，酸痛筋莫展，风痹复无常，膝头难伸屈，针入即安康！

其六

承山名鱼腹，腨⑥肠分肉间，善治腰疼痛，痔疾大便难，脚气并膝肿；辗转战疼酸，霍乱及转筋，穴中刺便安！

其七

太冲足大指，节后二寸中，动脉知生死，能医惊痫风，咽喉并心胀，两足不能行，七疝⑦偏坠肿，眼目似云朦，亦能疗腰痛，针下有神功！

其八

昆仑足外踝，跟骨上边寻，转筋腰尻痛，暴喘满冲心，举步行不得，一动即呻吟，若欲求安乐，须于此穴针！

其九

环跳在髀枢，侧卧屈足取，折腰莫能顾，冷风并湿痹，腿跨连腨痛，转侧重唏歔，若人针灸后，顷刻病消除！

其十

阳陵居膝下，外臁⑧一寸中，膝肿并麻木，冷痹及偏风，举足不能起，坐卧似衰翁，针入六分止，神功妙不同！

其十一

通里腕侧后，去腕一寸中，欲言声不出，懊恼及怔忡，实则四肢重，头腮面颊红，虚则不能食，暴喑面无容，毫针微微刺，方信有神功！

其十二

列缺腕侧上，次指手交叉，善疗偏头患，遍身风痹麻，痰涎频上壅，口噤不开牙，若能明补泻，应手即如拿！

【注释】

①担：采用上下两穴或左右两同名穴治疗的是担法，也有人认为担即补法。

②截：有阻断之意，独取一穴从中间阻断以泻病势，也有人认为截即泻法。

③匪：通"非"，此处指品行不端之人。

④胻：足胫部。

⑤风癣：由风邪所致癣病。

⑥腨：即小腿肚。

⑦七疝：七种疝病之合称，出《素问·骨空论》。至于七种疝所包括的具体病名则历代医家各有不同的记述。在此泛指疝气。

⑧臁：小腿肚两侧。

【白话解】足三里、内庭、曲池、合谷、委中、承山、太冲、昆仑、环跳、阳陵泉、通里和列缺 12 个穴位，临床应用广泛。适合采用担法的时候就用担法，适合采用截法的时候就用截法。全身 360 多个穴的治疗作用，不出上述 12 穴所概括的范围治病非常灵验，就像开水泼在雪上瞬间融化一样。这是神仙真传，教你彻底打开这把金锁。思想道德达到很高境界的人才可传授，品行不端之人莫要传授。

其一

足三里穴位于外膝眼（犊鼻）直下三寸。能治疗腹胀、腹泻、肠鸣，尤善于疗胃中有寒，还可疗膝部和小腿酸痛、肿胀，伤寒之后的瘦弱虚损以及治气臌病等。对 30 岁以上的人针灸可使体健眼亮。取足三里要准确，针刺八分，灸三壮。

其二

内庭位于足次趾和中趾间的趾缝端，属足阳明胃经，能治疗四肢厥冷、心烦喜静、瘾疹、咽喉肿痛、频繁呵欠、牙痛、疟疾不能进食等症，下针立时就能清醒。

其三

曲池屈肘拱手取穴，位于尺泽和肱骨外上髁之间。曲池善治肘关节疼痛、偏瘫手臂无力，不能开弓射箭，不能举臂梳头。还能治疗咽喉肿痛、热证及皮肤病如风癣和癞疥病。

其四

合谷穴在虎口部，第1、2掌骨之间，约当第2掌骨中点处。本穴主治头痛、面肿、疟病寒热往来、龋齿牙痛，鼻衄、牙关紧闭不能说话等症，一般针五分深。

其五

委中穴位于腘窝，腘横纹中点。主治腰脊沉重疼痛，酸痛，活动不利，以及风痹反复发作，膝关节屈伸困难等症。

其六

承山穴别名鱼腹，位于小腿腓肠肌下方分肉间。善治腰腿痛、痔疮、大便困难、因脚气上攻引起的膝肿、胫酸、脚跟痛辗转不利以及由于霍乱吐泻而引起的拘挛转筋。

其七

太冲穴位于足背第1、2跖骨结合部的前面，距本节后2寸。下有第一跖背动脉应手，可断病人生死，能治疗惊风、癫痫、中风、咽喉肿痛、胃脘胀痛、两足不能行走、小肠疝气、睾丸偏坠肿痛、云翳内障，还能治疗腰痛，针刺有神效。

其八

昆仑穴位于足外踝高点与跟腱之间的凹陷处。主治腰骶疼痛、突发性咳喘、胸满、气上冲心，举步行走困难、疼痛。若想疗效好，必须针刺此穴。

其九

环跳穴位于臀部，侧卧屈膝取穴。本穴主治腰痛不能回头，以及由于风寒湿侵袭而形成的痹证，腰胯牵连小腿疼痛，活动加重。针灸此穴后疼痛即刻可以缓解。

其十

阳陵泉位于膝关节下方，小腿外侧，腓骨小头前下缘凹陷中。本穴主治膝关节肿痛、麻木、冷痹、偏瘫，下肢疼痛沉重、行动艰难，坐卧好似衰弱的老翁，针刺此穴六分，功效妙不可言。

其十一

通里穴位于手腕侧后方，腕横纹上 1 寸。本穴主治不能发声、心烦懊恼、心悸怔忡。实证则出现四肢肿痛，面颊红赤；虚证则出现食欲不振、突然失声、面色苍白。选毫针刺本穴能收到很好的效果。

其十二

列缺穴位于手腕侧上方，桡侧桡骨茎突上方距腕横纹上1.5 寸。简便取穴法：两手十指交叉，两手虎口自然平直交叉食指按于茎突上指尖下凹陷处。本穴善治偏头痛、全身风痹、麻木、痰涎上壅、口噤等症。若是能根据病情采用相应的补泻手法，则效果会更加明显。

【按语】 本歌诀选自明·杨继洲《针灸大成》。马丹阳（1123～1183），道教全真道北七真之一，全真道遇仙派的创立者。名钰，字宫宝，号丹阳子，擅针灸疗法。此歌诀为马丹阳根据多年临床经验而成，总结位于四肢的十二要穴，统治五脏六腑、十二经脉的各种病证，并将十二穴的定位、功用和主治详加论述，疗效显著。本歌诀在针灸医学史上占有重要地位。

孙真人针十三鬼穴歌

【歌括】

百邪癫狂所为病，针有十三穴须认，

凡针之体先鬼宫，次针鬼心无不应，

一一从头逐一求，男从左起女从右。

一针人中鬼宫停，左边下针右出针，

第二手大指甲下，名鬼信刺三分深，

三针足大指甲下，名曰鬼垒入二分，

四针掌后大陵穴，入寸五分为鬼心，

五针申脉名鬼路，火针三下七锃锃①，

第六却寻大杼上，入发一寸名鬼枕，

七刺耳垂下五分，名曰鬼床针要温，

八针承浆名鬼市，从左出右君须记，

九针间使为鬼窟，十针上星名鬼堂，

十一阴下缝三壮，女玉门头为鬼藏，

十二曲池名鬼臣，火针仍要七锃锃，

十三舌头当舌中，此穴须名是鬼封，

手足两边相对刺，若逢孤穴只单通，

此是先师真口诀，狂猖恶鬼走无踪。

【注释】

①锃锃：器物等经过擦磨或整理后闪光耀眼，在此指针体的光泽。

【白话解】针刺治疗癫狂病，有 13 个穴必须认清。首先针刺鬼宫穴（即人中穴），其次针刺鬼信穴（即少商穴）无不应手起效。下面把 13 个穴的位置从头一一叙述：男子先针左边穴，女子先针右边穴。第一针刺叫鬼宫的穴也就是人中穴，用透针法从左边进针，右边出针。第二穴叫鬼信穴，在手大指末节桡侧，距指甲角 0.1 寸，即少商穴，刺三分深。第三针刺叫鬼垒的穴，位于足大趾末节内侧，距趾甲角 0.1 寸，即隐白穴，针二分。第四针刺叫鬼心的穴，即大陵穴，位于腕部掌横纹的中点，针刺五分。第五针刺申脉穴，又称为鬼路，位于足外踝直下方的凹陷中，用火针针刺三下。第六针位于大椎以上入发际一寸，即风府穴，名曰鬼枕。第七针刺耳垂下五分，名叫鬼床，即颊车穴，用温针法刺。第八针刺承浆穴，即鬼市，从左向右头针刺法。第九针刺间使穴，叫鬼窟。第十针刺叫鬼堂的穴，即上星穴。第十一穴在阴囊根部与肛门连线的中点，女子为阴蒂处，灸三壮，这个穴位就是鬼藏。第十二针刺曲池穴，就是鬼臣，仍要用火针。第十三针刺舌下舌系带处，此穴名叫鬼封。如果穴位在手足上，双侧都要针刺，如果只是单穴就用透针法。这是先师治疗癫狂等精神疾患的真正妙诀。

【按语】本歌诀录自《针灸大成》。古人认为精神疾患是由鬼邪作祟所致，故把治疗这类疾病的穴位称作"鬼穴"。历代医家对十三鬼穴疗法都有论及，唐代孙思邈的《千金要方》和《千金翼方》、明代徐凤的《针灸大全》、杨继洲的《针灸大成》、高武的《针灸聚英》对十三鬼穴的记载基本一致，而与南北朝时期徐秋夫所论十三鬼穴有所出入，后世医家多采用孙思邈的十三鬼穴。该法具有疏通经络、协调阴阳、调整脏腑、醒脑开窍的功效，对神志病有较好疗效。

十二经治症主客原络歌

肺之主大肠客

太阴多气而少血，心胸气胀掌发热，

喘咳缺盆痛莫禁，咽肿喉干身汗越，

肩内前廉两乳疼，痰结膈中气如缺，

所生病者何穴求，太渊偏历与君说。

大肠主肺之客

阳明大肠侠鼻孔，面痛齿疼腮颊肿，

生疾目黄口亦干，鼻流清涕及血涌，

喉痹肩前痛莫当，大指次指为一统，

合谷列缺取为奇，二穴针之居病总。

脾主胃客

脾经为病舌本强，呕吐胃翻疼腹脏，

阴气上冲噫难廖，体重不摇心事妄，

疟生振栗①兼体羸，秘结疸黄手执杖，

股膝内肿厥而疼，太白丰隆取为尚。

胃主脾客

腹膜心闷意凄怆，恶人恶火恶灯光，

耳闻响动心中惕，鼻衄唇喎疟又伤，

弃衣骤步身中热，痰多足痛与疮疡，

气蛊②胸腿疼难止，冲阳公孙一刺康。

72

真心主小肠客

少阴心痛并干噫③，渴欲饮兮为臂厥，
生病④目黄口亦干，胁臂疼兮掌发热，
若人欲治勿差求，专在医人心审察，
惊悸呕血及怔忡，神门支正何堪缺。

小肠主真心客

小肠之病岂为良，颊肿肩疼两臂旁，
项颈强疼难转侧，噫颔肿痛甚非常，
肩似拔兮臑似折，生病耳聋及目黄，
臑肘臂外后廉痛，腕骨通里取为详。

肾之主膀胱客

脸黑嗜卧不欲粮，目不明兮发热狂，
腰痛足疼步艰履，若人捕获难躲藏，
心胆战兢气不足，更兼胸结⑤与身黄，
若欲除之无更法，太溪飞扬取最良。

膀胱主肾之客

膀胱颈病目中疼，项腰足腿痛难行，
痫疟狂颠心胆热，背弓反手额眉棱，
鼻衄目黄筋骨缩，脱肛痔漏腹心膨，
若要除之无别法，京骨大钟任显能。

三焦主包络客

三焦为病耳中聋，喉痹咽干目肿红，
耳后肘疼并出汗，脊间心后痛相从，
肩背风生连膊肘，大便坚闭及遗癃，

前病治之何穴愈，阳池内关法理同。

包络主三焦客

包络为病手挛急，臂不能伸痛如屈，

胸膺胁满腋肿平，心中澹澹面色赤，

目黄善笑不肯休，心烦心痛掌热极，

良医达士细推详，大陵外关病消释。

肝主胆客

气少血多肝之经，丈夫癀⑥疝苦腰疼，

妇人腹膨小腹肿，甚则嗌干面脱尘，

所生病者胸满呕，腹中泄泻痛无停，

癃闭遗溺疝瘕痛，太、光二穴即安宁。

胆主肝客

胆经之穴何病主？胸胁肋疼足不举，

面体不泽头目疼，缺盆腋肿汗如雨，

颈项瘿瘤坚似铁，疟生寒热连骨髓，

以上病证欲除之，须向丘墟蠡沟取。

【注释】

①振栗：肢体震颤抖动。

②气蛊：因气机阻滞而致的腹部肿胀病证，俗称气臌胀。

③嗌：咽喉部。

④生病：此处指手少阴心经的所生病。

⑤胸结：即结胸。

⑥癀疝：寒邪侵犯肝胃二经，内蓄瘀血，致少腹部拘急疼痛，牵引睾丸，或是下腹部包块，内裹脓血，称为癀疝。

【白话解】手太阴肺经多气少血，其主要病候为：心胸部气胀满、手掌发热、咳嗽气喘、咽喉肿痛、汗出、缺盆部肩内

74

侧及两乳痛、痰多和短气。以上病证可取手太阴肺经原穴太渊和大肠经的络穴偏历。

手阳明大肠经分布于鼻孔两侧。其主要病候为：牙齿痛、面痛、腮颊肿痛、目黄、口干、鼻流清涕或出血、咽喉肿痛及本经循行部位肩前面、食指、拇指疼痛不灵活。可取大肠经的原穴合谷配合肺经的络穴列缺。

脾主胃客的证候是：舌根强痛、胃脘痛、呕吐、嗳气腹胀、身体困重、思虑不安，以及疟疾寒颤、身体瘦弱、黄疸、下肢内侧肿胀厥冷。以上病证取脾经的原穴太白和胃经的络穴丰隆。

胃主脾客的证候是：腹部胀满、心胸发闷、鼻衄、疮疡病、热病、口眼㖞斜及神志病的恶人及火光、惊惕不安、喜独处和发狂证的裸体狂奔、痰多，还有本经循行部位胸腿足部疼痛病。以上病证应取胃经的原穴冲阳和脾经的络穴公孙治疗。

真心主小肠客的主要病候是：心痛、咽干口渴、臂部脉气厥逆所致的上臂内侧痛、目黄、胁痛、手心发热、惊悸怔忡。以上病证应取心经原穴神门和小肠络穴支正治疗。

小肠主真心客的主要病候是：颊肿、下颌部肿痛、肩痛、颈项强痛难以转侧、耳聋、目黄以及肩肘臂外后侧疼痛。以上病证应取小肠经原穴腕骨和心经的络穴通里治疗。

肾之主膀胱客的主要证候是：面色黑、喜卧、不欲进食、视物不清、发热、狂躁、腰疼脚软行步艰难、心胆气虚所致的恐惧战兢、结胸、身发黄。以上病证取肾经原穴太溪和膀胱经络穴飞扬治疗。

膀胱主肾之客的主要证候是：眼痛、颈项部疼痛、腰及下肢疼痛、痢疾、疟疾、癫狂、痫证、角弓反张、前额部眉棱骨疼、鼻衄、目黄、筋骨挛缩、脱肛、痔漏、腹胀。以上病证取膀胱经原穴京骨和肾经络穴大钟治疗。

包络主三焦客的主要证候是：耳聋、咽喉肿痛而干、耳后疼痛、目赤肿痛、心痛彻背、脊骨间疼痛，出汗，肩臂肘疼痛，大便坚硬不通畅，小便不利或遗尿。治疗以上病证取穴的道理方法与前几经相同，取三焦经的原穴阳池和心包经的络穴内关。

三焦主包络客的主要证候是：手臂痉挛疼痛不能伸展、胸胁满、腋下肿痛、心痛心悸心烦、颜面红、目黄、手掌心极热、神志异常喜笑不休。治疗以上病证，医生应该仔细推敲，应取心包经的原穴大陵和三焦经的络穴外关治疗病。

肝主胆客的主要证候是：足厥阴肝经少气而多血，主要病候是男子㿗疝病、腰痛、妇女腹胀及小腹部肿，以及咽干、面色晦暗似有尘土蒙面，肝经所生病如：胸满、呕吐、腹痛、腹泻、小便排尿滴沥或闭塞不通，或遗尿、疝气瘕聚疼痛。以上病证可取肝经原穴太冲和胆经络穴光明治疗。

胆主肝客的主要证候是：胸胁肋部疼痛、足不能举、头痛、面部及身体皮肤不润泽、缺盆和腋窝肿、汗出如雨，颈项部瘿瘤质地坚硬、疟疾寒热往来。以上病证的治疗可取胆经原穴丘墟和肝经的络穴蠡沟。

【按语】本歌诀录自《针灸大成》。原穴是脏腑经气所经过和流止部位，络穴是联系表里两经的腧穴，原络配穴，对各种内伤杂病有较好疗效，是针灸配穴中的重要内容之一。表里两经均病时，根据脏腑先病与后病的顺序，以先病脏腑为主，取其经的原穴，后病者为客，取其经的络穴，故称"原络主客"，是针灸临床所常用的配穴法之一。

八脉八穴治症歌

公孙

九种心疼①延闷，结胸②番胃难停，酒食积聚胃肠鸣，水食气疾膈病。脐痛腹痛胁胀，肠风疟疾心疼，胎衣不下血迷心，泄泻公孙立应。

内关

中满心胸痞胀，肠鸣泄泻脱肛，食难下膈酒来伤，积块坚横胁抢。妇女胁疼心痛，结胸里急难当，伤寒不解结胸膛，疟疾内关独当。

后溪

手足拘挛战掉，中风不语痫癫，头疼眼肿泪涟涟，腿膝背腰痛遍。项强伤寒不解，牙齿腮肿喉咽，手麻足麻破伤牵，盗汗后溪先砭。

申脉

腰背屈强腿肿，恶风自汗头疼，雷头③赤目痛眉棱，手足麻挛臂冷。吹乳耳聋鼻衄，痫癫肢节烦憎，遍身肿满汗头淋，申脉先针有应。

临泣

手足中风不举，痛麻发热拘挛，头风痛肿项腮连，眼肿赤疼头旋。齿痛耳聋咽肿，浮风瘙痒筋牵，腿疼胁胀肋肢偏，临泣针时有验。

外关

肢节肿疼膝冷，四肢不遂头风，背胯内外骨筋攻，头项眉

77

棱皆痛。手足热麻盗汗，破伤眼肿晴红，伤寒自汗表烘烘，独会外关为重。

列缺

痔疟便肿泄痢，唾红溺血咳痰，牙疼喉肿小便难，心胸腹疼噎咽。产后发强不语，腰痛血疾脐寒，死胎不下膈中寒，列缺乳痈多散。

照海

喉塞小便淋涩，膀胱气痛肠鸣，食黄酒积腹脐并，呕泻胃番便紧。难产昏迷积块，肠风下血常频，膈中快气气痃④侵，照海有功必定。

【注释】

①九种心疼：其名称原见《金匮要略·胸痹心痛短气病脉证并治》。主要有两种分类法：一为虫心痛、注心痛、风心痛、悸心痛、食心痛、饮心痛、冷心痛、热心痛、去来心痛；二为饮心痛、食心痛、血心痛、冷心痛、热心痛、悸心痛、虫心痛、疰心痛、气心痛。现泛指上腹脘部和前胸部的疼痛。

②结胸：语出《伤寒论》。指邪气结于胸中的病证。主要症状有两类：一类为胸胁部有触痛，头项强硬，发热有汗，脉寸浮关沉等；一类为从心窝到少腹硬满而痛，拒按，大便秘结，口舌干燥而渴，午后稍有潮热，脉沉结等。

③雷头：即雷头风，指头痛兼有似雷鸣之响声，而头面则起核块的病证。

④痃：原作"气核"，据《针灸聚英》卷四下改。

【白话解】

公孙

公孙主治证：上腹、前胸疼痛胸闷，结胸证，翻胃，酒食积聚所致的胃鸣肠鸣，水饮内停、食积、胸膈部位诸疾，脐腹疼痛，胁胀，大便下血，疟疾，心疼，胎衣不下而致的晕厥，泄泻。

内关

内关主治证：腹部胀满，胸痞，肠鸣泄泻，脱肛，酒食积聚所致的饮食难下，胁部的癥瘕。妇女胁疼、心痛，结胸，里急腹痛，结胸证，疟疾。

后溪

后溪主治证：手足拘挛震颤，中风不语，癫痫，头疼，眼肿流泪，腿膝背腰疼痛。项强强痛，牙痛，面颊肿，咽痛，手足麻木，破伤风，盗汗。

申脉

申脉主治证：腰背强直屈伸不利，腿肿，恶风自汗，头疼，雷头风，目赤肿痛，眉棱骨痛，手足麻木拘挛，手臂发凉。乳痈，耳聋，鼻衄，癫痫，肢体困重，遍身肿，出汗。

临泣

临泣主治证：中风偏瘫，肢体麻木疼痛拘挛，发热，头风疼痛，面颊项部肿痛，眼睛红肿疼痛，头晕目眩。齿痛，耳聋，咽肿，皮肤瘙痒，痉挛，腿疼，胁肋胀闷，肢体侧偏。

外关

外关主治证：膝关节肿胀冷痛，头风，偏瘫，腰背髋部疼痛，头项、眉棱骨疼痛。手足发热麻木，盗汗，破伤风，眼睛红肿，伤寒自汗。

列缺

列缺主治证：痔疮，疟疾，肛门肿胀，泄痢，咳血，尿血，咳痰，牙疼，喉肿，小便不利，心胸腹部疼痛，噎嗝。产后不语，腰痛，恶血留内，肚脐发凉，死胎不下，寒停胸膈，乳痈。

照海

照海主治证：咽喉不利，小便淋漓赤涩，疝气痛，肠鸣，黄疸，酒积，腹脐疼痛，上吐下泻，翻胃。难产昏迷，积块，肠风下血，痃气。

【按语】本歌诀引自《针灸大成》。其基本内容初载于窦汉卿所著《针经指南》，徐凤在此基础上重新整理，发展成"主应配穴法"，并以"窦文真公八法流注"为篇名收入《针灸大全》。高武又将病证加以简化，并以"西江月"词体编撰成此歌诀，后收入《针灸大成》。本歌主要论述了八脉交会穴的主治证，有较高的临床指导价值。

肘后歌

【歌括】

> 头面之疾针至阴，腿脚有疾风府寻，
> 心胸有病少府泻，脐腹有病曲泉针。
> 肩背诸疾中渚下，腰膝强痛交信凭，
> 胁肋腿痛后溪妙，股膝肿起泻太冲。
> 阴核①发来如升大，百会妙穴真可骇。
> 顶心头痛眼不开，涌泉下针定安泰。
> 鹤膝②肿劳难移步，尺泽能舒筋骨疼，
> 更有一穴曲池妙，根寻源流可调停；
> 其患若要便安愈，加以风府可用针。
> 更有手臂拘挛急，尺泽刺深去不仁，
> 腰背若患挛急风，曲池一寸五分攻。

五痔③原因热血作，承山须下病无踪，
哮喘发来寝不得，丰隆刺入三分深。
狂言盗汗如见鬼，惺惺间使便下针。
骨寒髓冷火来烧，灵道妙穴分明记，
疟疾寒热真可畏，须知虚实可用意；
间使宜透支沟中，大椎七壮合圣治；
连日频频发不休，金门刺深七分是。
疟疾三日得一发，先寒后热无他语，
寒多热少取复溜，热多寒少用间使。
或患伤寒热未收，牙关风壅药难投，
项强反张目直视，金针用意列缺求。
伤寒四肢厥逆冷，脉气无时仔细寻，
神奇妙穴真有二，复溜半寸顺骨行。
四肢回还脉气浮，须晓阴阳倒换求，
寒则须补绝骨是，热则绝骨泻无忧；
脉若浮洪当泻解，沉细之时补便瘳。
百合④伤寒最难医，妙法神针用意推，
口噤眼合药不下，合谷一针效甚奇。
狐惑⑤伤寒满口疮，须下黄连犀角汤，
虫在脏腑食肌肉，须要神针刺地仓。
伤寒腹痛虫寻食，吐蛔乌梅可难攻，
十日九日必定死，中脘回还胃气通。
伤寒痞气结胸中，两目昏黄汗不通，
涌泉妙穴三分许，速使周身汗自通。
伤寒痞结胁积痛，宜用期门见深功，
当汗不汗合谷泻，自汗发黄复溜凭。

飞虎⑥一穴通痞气，祛风引气使安宁。

刚柔二痉⑦最乖张，口禁眼合面红妆，

热血流入心肺腑，须要金针刺少商。

中满如何去得根，阴包如刺效如神，

不论老幼依法用，须教患者便抬身。

打扑伤损破伤风，先于痛处下针攻，

后向承山立作效，甄权留下意无穷。

腰腿疼痛十年春，应针不了便惺惺，

大都引气探根本，服药寻方枉费金。

脚膝经年痛不休，内外踝边用意求，

穴号昆仑并吕细，应时消散即时瘳。

风痹痿厥如何治？大杼曲泉真是妙，

两足两胁满难伸，飞虎神针七分到，

腰软如何去得根，神妙委中立见效。

【注释】

①阴核：即指颈上痹气颈瘤之类。

②鹤膝：即鹤膝风，指膝关节肿大变形，股胫变细，形如鹤膝者。该病多由经络气血亏损，风邪外袭，阴寒凝滞而成。

③五痔：痔疮五种类型之合称。《备急千金要方》卷二十三："夫五痔者，一曰牡痔，二曰牝痔，三曰脉痔，四曰肠痔，五曰血痔"。

④百合：见于《金匮要略·百合狐惑阴阳毒病脉证并治》，起于伤寒大病之后，余热未解，或平素情志不遂，而遇外界精神刺激所致。以神志恍惚、精神不定为主要表现。

⑤狐惑：见于《金匮要略·百合狐惑阴阳毒病脉证并治》，多因湿邪浸淫，热毒遏郁所致，以咽喉及前后阴蚀烂为主症，伴有精神恍惚惑乱狐疑，故名。

⑥飞虎：即支沟穴的别名。

⑦刚柔二痉：指四肢筋脉牵引拘急，项强背反张，口噤等证。发热恶寒、无汗者为刚痉；发热汗出，不恶寒者为柔痉。

【白话解】头面部的疾病，应针刺至阴穴，腿脚方面的疾患，取用风府穴最为适宜。心胸部的各种疾患，针泻少府穴。肚脐、腹部的疾病，均可针刺曲泉穴治疗。肩背部的各种疾病，应取中渚穴治疗。腰部连及腿膝发生强直、疼痛，活动不利，取用交信穴可通经止痛。胁肋部的疼痛，以及腿疼，后溪穴有特效，股膝腿足部发生肿胀疼痛，宜取太冲治疗。颈项下的瘿瘤肿块，有的甚至有一升大，针刺百会，其卓越的疗效，令人震惊。巅顶痛，严重的连眼睛都睁不开，应针刺涌泉，能引热下行，病证可愈。鹤膝风，筋骨疼痛，行动困难，应取尺泽以舒筋活络，还有一个曲池穴也很有效，能调理血分以治本。若兼有外感风寒证候时，加刺风府穴以祛风散寒，其病定能痊愈。手臂筋脉拘挛，宜取尺泽穴，有疏通局部气血之功。腰背部筋脉受寒，挛急疼痛，可取曲池穴以养血祛风，通络止痛。痔疮的发生与血分有热有关，取承山穴用泻法，有针到病除之效。哮喘发作，剧烈时往往喘息不能卧床，可取用丰隆能够祛痰降气以平喘。语无伦次，狂躁妄语，精神错乱等神志失常，盗汗，毫无疑问应针泻间使穴，以清心泻火，宁心安神。热在皮肤，寒在骨髓的真寒假热的病变，记住一定取灵道穴。疟疾忽冷忽热，发作起来很可怕，治疗时要辨清虚实，针刺间使透支沟穴，并灸大椎穴七壮以调和阴阳。对于一日一发的疟疾，取足太阳经的郄穴金门来救急。三日一发的疟疾，大多是先有憎寒，继以高热。如果是寒多热少者，取复溜穴；如果是热多寒少者，则选间使穴。伤寒身热不解，风邪侵袭导致牙关紧闭，头项强直，角弓反张等现象，应取用列缺穴。伤寒少阴病，四肢厥逆，脉微细，还真有两个有神奇疗效的穴位，即复溜穴，顺着胫骨边缘刺入五分。伤寒三阴证候，经过适当治疗，邪气渐衰，阳气渐复，就会回还到肢暖脉浮的三阳经病，这样由阴证转变为阳证的情况，与伤寒热病过程中的由表入里，由阳至阴的转化的规律恰恰相反。如果有寒象，应该补绝骨；有热象，则泻绝骨，同样的道理，脉象浮洪，是有热象，用泻法；脉象沉细，是有寒象，用补法。伤寒百合病最难医治，出现精神恍惚，牙关紧闭不能进药时，针合谷能收神奇效果。伤寒狐惑病满口生疮，必须用黄连犀角汤，本病为虫寄生在脏腑，食人肌肉而致，针取地仓穴。寒邪直中三阴，出现腹部冷痛，下利完谷，甚至吐蛔等重症，不可能仅用乌梅丸温脏安蛔就能奏效，发病至九天十天就会死，应取中脘穴灸治，以温胃暖脾，胃气自会恢复通降。伤寒病中焦气机升降失常而致胸部痞塞满闷，两目昏黄，无汗，取涌泉穴针刺三分左右，以发汗解表，散结除痞。伤寒胸中痞闷不舒，胁下积聚疼痛的病变，宜取期门穴行气散结除痞。太阳病无汗者，泻合谷穴；自汗、黄疸者，取复溜穴以清热利湿退黄。支沟穴祛风行气之功，故能治疗痞证。刚痉和柔痉最为乖张，出现角弓反张，口噤不开，面红目赤等症状，这是由于上焦心肺二脏壅热，使津血枯燥，不能营养筋脉所致。治疗须取用少商穴。饮食停滞所致的脘腹胀满，想要彻底除去病根，可取阴包穴针刺，有神效。不论老幼都可以依照此法治疗，使患者坐卧起立都可恢复常态。跌打损伤所导致的破伤风，应及早治疗，先在局部阿是穴处施针，再取承山穴缓解症状，立刻就能见效，这种方法是唐代名医甄权留下的，其中的含义值得体会。患了慢性的腰腿疼痛，病程达到十年的，大都在通常所用的许多穴位上施行针治，但没能获得满意的效果。可以取足太阴脾经的荥穴大都治疗，从补虚的根本上着手，病情就能日见好转。如果寻方服药，浪费了很多金钱也是枉然。久病不愈的脚膝疼痛，应该分别取用内外踝边的太溪和昆仑穴，二穴通于阴跷和阳跷脉，疾病可很快痊愈。风、痹、痿、厥之类的病如何治呢？针刺大杼、曲泉两穴，效果真是奇妙。两足伸展不利，两胁胀满，针刺支沟穴七分深。腰部软弱无力怎么治疗才能去根？针取委中穴就能立刻见效。

【按语】本歌引自《针灸聚英》，以肘后二字为书名者，首见于晋代葛洪所著之《肘后备急方》，盖以其取用方便，回手即得，故名"肘后"。该歌诀论述了三十五种疾病的取穴问题，并着重地指出循经取穴、远刺、近刺、异位刺等方法，并强调了五输、八会、募穴等的特定作用。

头部主病针灸要穴歌

【歌括】

> 百会主治卒中风，兼治癫痫儿病惊，
> 大肠下气脱肛病，提补诸阳气上升。
> 神庭主灸羊痫风，目眩头痛灸脑空，
> 翳风专刺耳聋病，兼刺瘰疬项下生。
> 上星通天主鼻渊，息肉痔塞灸能痊，
> 兼治头风目诸疾，炷如小麦灼相安。
> 哑门风府只宜刺，中风舌缓不能言，
> 颈项强急及瘈疭①，头风百病与伤寒。
> 头维主刺头风疼，目痛如脱泪不明，
> 禁灸随皮三分刺，兼刺攒竹更有功。

率谷酒伤吐痰眩，风池主治肺中寒，
兼治偏正头疼痛，颊车落颊风自瘥。
临泣主治鼻不通，瞳瞙②冷泪云翳生，
惊痫反视卒暴厥，日晡发疟胁下疼。
水沟中风口不开，中恶癫痫口眼㖞，
刺治风水头面肿，灸治儿风急慢灾。
承浆主治男七疝，女子瘕聚儿紧唇，
偏风不遂刺之效，消渴牙疳③灸功深。
迎香主刺鼻失臭，兼刺面痒若虫行，
先补后泻三分刺，此穴须知禁火攻。
口眼㖞邪灸地仓，颊肿唇弛牙噤强，
失音不语目不闭，瞤动视物目䀮䀮④。
听会主治耳聋鸣，兼刺迎香功最灵，
中风瘛疭㖞斜病，牙车脱臼齿根疼。
听宫主治耳聋鸣，睛明攒竹目昏蒙，
迎风流泪眦痒痛，雀目攀睛白翳生。

【注释】

①瘛疭：亦作瘛疭、瘈疭。又称抽搐、搐搦、抽风等。指手足伸缩交替，抽动不已的病证。

②瞙：指眼睛分泌物较稠厚，多属热证。

③牙疳：指牙龈红肿，溃烂疼痛，流腐臭脓血等症。

④䀮䀮：指视物不明。

【白话解】 百会穴主治成人突然中风，兼治癫痫和小儿急慢惊风、大肠下气脱肛等病证，用来补益、提升各种阳气。艾灸神庭穴主治羊角风，灸脑空穴主治头痛目眩，翳风穴则专治耳聋，兼治颈部瘰疬。上星、通天二穴主治鼻渊，用灸法能治愈鼻息肉、鼻痔所致的鼻塞，兼治头痛、眼睛等疾病，用麦粒大小艾柱灸治可愈。哑门、风府二穴只适宜用针刺，主治中风所致舌无力不能言语，颈项抽风痉挛疼痛，反复头痛及伤寒等多种病证。针刺头维穴主治剧烈头痛，眼睛胀痛如脱出，泪出视物不明，禁用灸法采用沿皮刺刺入三分，配合针刺攒竹则效果更佳。率谷穴治酒醉所致的呕吐眩晕，风池穴主治肺受风寒和偏正头痛，颊车穴用以治疗下颌脱位。头临泣主治鼻塞不通，眼屎多冷泪出云翳等眼睛疾患，以及突发晕厥，癫痫发作双目上视，疟疾晚发导致胁肋疼痛。水沟穴中风所致牙关紧闭，中恶邪导致的口眼㖞斜、癫痫等，针刺可治风水上犯导致的头面肿胀，艾灸可治小儿急慢惊风。承浆穴主治男子七种疝气，女子的癥瘕积聚和小儿撮口不开，针刺对半身不遂有效，艾灸对于治疗龋齿和消渴有卓效。针刺迎香主治嗅觉失灵，亦能治疗如虫行感的面部瘙痒病证，手法则是刺时先补后泻三分深，应记住此穴位禁用灸法。灸地仓穴可治疗口眼㖞斜，面颊肿胀、口唇不能收紧及牙关紧闭，言语及闭眼不能，双目眴动及夜视不能等症。听会穴主治突发耳鸣、中风抽搐、口眼㖞斜、牙痛及下颌脱臼等症，配合取迎香穴则效果更佳。听宫穴主治耳聋耳鸣，睛明攒竹二穴主治目视不清、眼角痒痛、迎风流泪、夜盲及眼生白翳。

【按语】 本歌诀录自清·吴谦《医宗金鉴》。论述了头部诸穴的主治作用，一般用治头面、五官局部病变为主。

胸腹部主病针灸要穴歌

【歌括】

胆中穴主灸肺痛，咳嗽哮喘及气瘿，

巨阙九种心疼病，痰饮吐水息贲①宁。

上脘奔豚②与伏梁③，中脘主治脾胃伤，

兼治脾痛疟痰晕，痞满翻胃尽安康。

水分胀满脐突硬，水道不利灸之良，

神阙百病老虚泻，产胀溲难儿脱肛。

气海主治脐下气，关元诸虚泻浊遗，

中极下元虚寒病，一切痼冷总皆宜。

膺肿乳痈灸乳根，小儿龟胸灸亦同，

呕吐吞酸灸日月，大赫专治病遗精。

天枢主灸脾胃伤，脾泻痢疾甚相当，

兼灸臌胀癥瘕病，艾火多加病必康。

章门主治痞块病，但灸左边可拔根，

若灸肾积④脐下气，两边齐灸自然平。

期门主治奔豚病，上气咳逆胸背疼，

兼治伤寒胁硬痛，热入血室刺有功。

带脉主灸一切疝，偏坠木肾⑤尽成功，

兼灸妇人浊带下，丹田温暖自然停。

【注释】

①息贲：五积之一，为肺之积。《难经·五十六难》：“肺之积，名曰息贲，在右胁下，覆大如杯。久不已，令人洒淅寒热，喘咳，发肺壅。”

②奔豚：五积之一，为肾之积。《难经·五十六难》：“肾之积，名曰奔豚，发于少腹，上至心下，若豚状，或上或下无时。”

③伏梁：五积之一，为心之积。《难经·五十六难》：“心之积，名曰伏梁，起脐上，大如臂，上至心下，久不愈，令人病烦心。”

④肾积：即上文所说的奔豚。

⑤木肾：睾丸肿大坚硬而麻木无疼痛之病证。出《丹溪心法》卷

四。多因下焦为寒湿所袭而起者。

【白话解】艾灸膻中穴主治肺痈、哮喘、咳嗽及气瘿等病证，巨阙穴主治九种心口部位的疼痛，能平息痰饮、呕吐清水、腹痛等症。上脘穴主治奔豚气和心积伏梁，中脘穴主治脾胃内伤，兼治腹痛、腹胀、翻胃不适、痰浊头晕。水分穴主治腹水肿胀肚脐突出，用灸法治疗水道不通畅，神阙穴主治年老及虚人泄泻，产后腹胀、小便潴留及小儿脱肛等诸病。气海穴主治下腹部一切气疾，关元穴主治各种虚损、泄泻、遗精白浊等，中极穴主治一切下焦虚寒性病变，适用于所有的顽固性寒性病变。灸乳根穴可以治疗胸前肿、乳痈、小儿鸡胸，灸日月穴可以治疗呕吐、反酸等症，大赫穴则专治遗精。灸天枢穴主治脾胃内伤，脾虚泄泻及痢疾，亦治臌胀癥瘕，多壮长灸疼痛必然缓解。章门穴主治腹部痞块，只灸左侧便可根除，如果灸治肾积脐下气胀，两侧齐取自然会消除。期门穴主治奔豚症，气机上逆导致的咳嗽、胸满背痛，亦治伤寒导致的胁下硬痛，如果热入血室则针刺有效。灸带脉治疗一切疝气偏坠，兼治妇女带下等症，灸到丹田温暖即可。

【按语】本歌诀录自清·吴谦《医宗金鉴》。论述了胸腹部诸穴的主治作用，一般用治脏腑及急性疾患。

背部主病针灸要穴歌

【歌括】

　　　腰俞主治腰脊痛，冷痹强急动作难，
　　　腰下至足不仁冷，妇人经病尿赤痊。
　　　至阳专灸黄疸病，兼灸痞满喘促声，

命门老虚腰痛证，更治脱肛痔肠风。

膏肓一穴灸劳伤，百损诸虚无不良，

此穴禁针惟宜艾，千金百壮效非常。

大杼主刺身发热，兼刺疟疾咳嗽痰，

神道惟灸背上病，怯怯[①]短气艾火添。

风门主治易感风，风寒痰嗽吐血红，

兼治一切鼻中病，艾火多加嗅自通。

肺俞内伤嗽吐红，兼灸肺痿与肺痈，

小儿龟背亦堪灸，肺气舒通背自平。

膈俞主治胸胁痛，兼灸痰疟痃癖攻，

更治一切失血证，多加艾灼总收功。

肝俞主灸积聚痛，兼灸气短语声轻，

更同命门一并灸，能使瞽目复重明。

胆俞主灸胁满呕，惊悸卧睡不能安，

兼灸酒疸目黄色，面发赤斑灸自瘥。

脾俞主灸伤脾胃，吐泻疟痢疸癥瘕，

喘急吐血诸般证，更治婴儿慢脾风[②]。

三焦俞治胀满疼，积块坚硬痛不宁，

更治赤白休息痢，刺灸此穴自然轻。

胃俞主治黄疸病，食毕头目即晕眩，

疟疾善饥不能食，艾火多加自可瘥。

肾俞主灸下无虚，令人有子效多奇，

兼灸吐血聋腰痛，女疸妇带不能遗。

大肠俞治腰脊疼，大小便难此可通，

兼治泄泻痢疾病，先补后泻要分明。

膀胱俞治小便难，少腹胀痛不能安，

更治腰脊强直痛，艾火多添疾自瘥。
谵语主治久疟病，五脏疟灸脏俞平，
意舍主治胁满痛，兼疗呕吐立时宁。
身柱主治羊痫风，咳嗽痰喘腰背疼，
长强惟治诸般痔，百劳穴灸汗津津。

【注释】

①怯怯：胆怯不前貌。

②慢脾风：慢脾风即慢惊风的脾肾阳衰证，为虚极之候，阳虚极而生内风。见《仁斋小儿方论》。症见闭目摇头，面唇发青发暗，额上汗出，四肢厥冷，手足微搐，气弱神微，昏睡不语，舌短声哑，呕吐清水，指纹隐约。多因吐泄既久，脾虚气弱，肝失濡养所致，证属无阳纯阴的虚寒危象。

【白话解】腰俞穴主治腰脊疼痛，寒性痉挛疼痛所致的动作困难，自腰至足部的麻木冷痛，以及妇女的月经病、血尿等症。灸至阳穴主治黄疸病，亦治疗胸满喘促，命门穴主治久劳虚损性腰痛，亦治疗脱肛、痔疮及便血。艾灸膏肓穴治疗各种虚劳虚损性疾病皆有良效，此穴只适宜艾灸，禁用针刺，灸至百壮就可以见到惊人的效果。针刺大杼穴主治遍身发热，亦治疟疾、咳嗽痰多，艾灸神道主治疗背部疾病，短气怯弱。风门穴主治容易外感风寒，咳嗽吐痰、咯血，兼治一切鼻病，多灸就会使鼻窍通畅。肺俞穴主治内伤咳嗽、咯血，亦治疗肺痿和肺痈，艾灸肺俞可以治疗小儿鸡胸，肺气通畅背部自然会平复。膈俞穴主治胸胁疼痛，灸治痰疟，对于一切失血性疾病，多用灸法总会取效。艾灸肝俞穴主治积聚造成的疼痛，气短言语无力，如果与命门同灸则能使双目昏暗者恢复正常。艾灸胆俞穴两胁胀满、干呕，惊悸而睡眠不宁，亦治酒疸眼黄、面部红斑等症。艾灸脾俞穴主治脾胃内伤、呕吐泄泻、疟痢癥瘕，喘促吐血以及小儿慢脾风。刺灸三焦俞主治积块所致的坚硬胀满疼痛，也治疗赤白痢、休息痢。胃俞穴主治黄疸病，餐后头晕、疟疾、饥不欲食等症，多壮长灸自可愈。艾灸肾俞穴主治下元虚损、不孕不育有奇效，以及吐血、耳聋、腰痛、女劳疸，妇女赤白带下等症。大肠俞主治腰脊痛，大小便不通，以及泄泻、痢疾等病证，要明确手法须要先泻后补。膀胱俞主治小便不通、少腹胀痛，以及腰脊强直疼痛，多壮长灸自可愈。谚语主治久疟，若是五脏疟，则灸五脏之背俞穴能愈，意舍穴主治胁下胀满疼痛，亦治呕吐症。身柱穴主治羊角风，咳嗽咯痰喘促，腰背疼痛，长强穴治疗各种痔疾，艾灸百劳可治疗自汗盗汗津津不止等症。

【按语】本歌诀录自清·吴谦《医宗金鉴》。论述了背部诸穴的主治作用，一般用治局部病证、脏腑病和慢性疾患。

手部主病针灸要穴歌

【歌括】

> 尺泽主刺肺诸疾，绞肠痧①痛锁喉风②，
> 伤寒热病汗不解，兼刺小儿急慢风。
> 列缺主治嗽寒痰，偏正头疼治自瘥，
> 男子五淋阴中痛，尿血精出灸便安。
> 经渠主刺疟寒热，胸背拘急胀满坚，
> 喉痹咳逆气数欠，呕吐心疼亦可瘥。
> 太渊主刺牙齿病，腕肘无力或痛疼，
> 兼刺咳嗽风痰疾，偏正头疼效若神。
> 鱼际主灸牙齿痛，在左灸左右同然，

更刺伤寒汗不出，兼治疟疾方欲寒。

少冲主治心胆虚，怔忡癫狂不可遗，

少商惟针双鹅痹③，血出喉开功最奇。

少海主刺腋下瘰，漏臂痹痛羊痫风，

灵道主治心疼痛，瘛疭暴喑不出声。

通里主治温热病，无汗懊恼心悸惊，

喉痹苦呕暴喑哑，妇人经漏过多崩。

神门主治悸怔忡，呆痴中恶恍惚惊，

兼治小儿惊痫证，金针补泻疾安宁。

少府主治久咳疟，肘腋拘急痛引胸，

兼治妇人挺④痛痒，男子遗尿偏坠疼。

曲泽主治心痛惊，身热烦渴肘掣疼，

兼治伤寒呕吐逆，针灸同施立刻宁。

间使主治脾寒证，九种心疼疟渴生，

兼治瘰疬生项下，左右针灸自然平。

内关主刺气块⑤攻，兼灸心胸胁痛疼，

劳热疟疾审补泻，金针抽动立时宁。

痰火胸疼刺劳宫，小儿口疮针自轻，

兼刺鹅掌风⑥证候，先补后泻效分明。

商阳主刺卒中风，暴仆昏沉痰塞壅，

少商中冲关冲少，少泽三棱立回生。

三里三间并二间，主治牙疼食物难，

兼治偏风眼目疾，针灸三穴莫教偏。

合谷主治破伤风，痹痛筋急针止疼，

兼治头上诸般病，水肿产难小儿惊。

阳溪主治诸热证，瘾疹痂疥亦当针，

93

头痛牙痛咽喉痛，狂妄惊中见鬼神。
曲池主治是中风，手挛筋急痛痹风，
兼治一切疟疾病，先寒后热自然平。
肩井一穴治仆伤，肘臂不举浅刺良，
肩髃主治瘫痪疾，手挛肩肿效非常。
少泽主治衄不止，兼治妇人乳肿疼，
大陵一穴何专主？呕血疟疾有奇功。
前谷主治癫痫疾，颈项肩臂痛难堪，
更能兼治产无乳，小海喉龈肿痛痉。
腕骨主治臂腕疼，五指诸疾治可平，
后溪能治诸疟疾，能令癫痫渐渐轻。
阳谷主治头面病，手膊诸疾有多般，
兼治痔漏阴痿⑦疾，先针后灸自然瘥。
支正穴治七情郁，肘臂十指尽皆挛，
兼治消渴饮不止，补泻分明自可安。
液门主治喉龈肿，手臂红肿出血灵，
又治耳聋难得睡，刺入三分补自宁。
中渚主治肢木麻，战振蜷挛力不加，
肘臂连肩红肿痛，手背痛毒治不发。
阳池主治消渴病，口干烦闷疟热寒，
兼治折伤手腕痛，持物不得举臂难。
外关主治脏腑热，肘臂胁肋五指疼，
瘰疬结核连胸颈，吐衄不止血妄行。
支沟中恶卒心痛，大便不通胁肋疼，
能泻三焦相火盛，兼治血脱晕迷生。
天井主泻瘰疬疹，角孙惟主目翳生，

耳门耳聋聤耳病，丝竹空穴治头风。

【注释】

①绞肠痧：即干霍乱。

②锁喉风：小儿急性感染性喉炎，俗称"锁喉风"。

③鹅痹：鹅风和喉痹，即乳蛾、咽喉肿痛。

④挺：指阴挺，指妇人阴中有物突出，实即子宫脱出，甚至脱出阴道口外。多由气虚下陷，带脉失约，冲任虚损，或多产、难产、产时用力过度，产后过早参加体力劳动等，损伤胞络及肾气，而使胞宫失于维系所致。

⑤气块：在此指痞气结块。

⑥鹅掌风：手癣俗称鹅掌风，鹅掌风病程为慢性，反复发作。

⑦阴痿：病证名出《灵枢·经脉》，即阳痿。

【白话解】针刺尺泽穴主治肺部的各种病证，喉痹、腹部绞痛、伤寒汗不出以及小儿急慢惊风等病证。列缺穴主治寒性咳嗽、咳痰，偏正头痛，灸治男子五种淋证、阴茎中痛、血尿遗精等。经渠穴针刺主治疟疾寒热往来，胸背拘急、胀满疼痛，喉痹咳逆上气数欠，呕吐及心口痛。针刺太渊穴主治牙痛、肘腕无力或者疼痛，亦治疗风痰咳嗽，偏正头疼等有神效。艾灸鱼际主治牙痛，在左侧就灸左侧，针刺此穴则治疗伤寒汗不出，兼治疟疾恶寒欲作。少冲穴主治心胆气虚，怔忡癫狂，针刺少商可治喉痹，点刺出血则有开喉之奇效。针刺少海穴主治腋下淋巴结肿大，肘臂疼痛，羊角风等症。灵道穴主治心口疼痛、抽搐及突然失音等症。通里穴主治温病之无汗、懊恼、心悸、惊恐、喉痹、呕吐、失音及妇女崩漏等症。神门穴主治惊悸怔忡，痴呆、兼治小儿痫证，适当补泻即可愈。少府穴治咳疟久不愈，肘腋挛急痛连胸中，亦治疗妇女子宫脱垂、痛痒，男子遗尿、偏坠疼痛等。曲泽穴主治心痛、善惊，身热烦渴，肘臂拘挛疼痛，亦治伤寒气逆呕吐，针灸同时使用即刻取效。间使主治脾寒之症，九种心痛，疟疾，口渴，兼治项下瘰疬，患左灸右自然得愈。针刺内关主治气上攻心胸，灸治心胸胁肋疼痛，劳热疟疾等，对症仔细补泻则立刻取效。劳宫穴主治痰火导致的胸痛，小儿口疮、鹅掌风等，要先补后泻才能取效。商阳穴主治中风，突然昏仆、痰浊壅盛，用三棱针点刺少商、商阳、中冲、关冲、少冲、少泽可起死回生。二间、三间、手三里三穴主治牙痛难饮食，亦治疗偏风和眼目疾患，三穴针灸并用。合谷穴主治破伤风，可止肌肉筋骨疼痛，兼治头面部各种疾病，水肿、难产、小儿惊风等症。阳溪穴主治各种热证，瘾疹，痂疥，头痛、牙痛、咽喉痛以及狂妄惊恐等症。曲池穴主治中风，手臂挛急，风寒痹痛，兼治一切先寒后热之疟疾。肩井穴主治跌打仆伤，肘臂疼痛不举浅刺可取良效，肩髃穴主治瘫痪，手臂拘挛，肩肿有良效。少泽穴主治鼻衄，兼治妇女乳房肿痛。大陵穴主治呕血，疟疾有奇特功效。前谷穴主治癫痫，颈肩项痛，面颊肿引耳疼痛，及妇人产后无乳等证。小海穴主治咽喉，牙龈肿痛等证。腕骨穴主治手臂、腕痛，五指诸般疾患皆可治，后溪穴主治疟疾、癫痫。阳谷穴主治头面、手臂诸般病证，兼治痔漏，阴痿等证，采用先针刺后艾灸的方法。支正穴主治七情郁结不舒，肘臂十指筋挛疼痛，及消渴饮水不止等证，分清补泻可取效。液门穴主治咽喉、牙龈肿痛，点刺出血治疗手臂红肿，兼治耳聋，不得眠等证，刺入三分采取补法。中渚穴主治四肢麻木、战振、蜷挛无力、肘臂连肩红肿疼痛，手背痈毒等证。阳池穴主治消渴，口渴烦闷，寒热疟，或因外伤手腕疼痛，持物不能，手臂不能上举等证。外关穴主治五脏六腑之结热症，及肘臂胁肋手指节痛，鼻衄吐血不止等血热妄行之症，瘰疬结核绕颈连胸等证。支沟穴主治如鬼击之突发心痛，大便不通，胁肋疼痛等证，能泻三焦之炽盛相火，兼治失血昏迷，不省人事等症。泻天井穴主治瘰疬、瘾疹，角孙穴主治目生云翳，耳门穴主治耳聋、中耳炎等病，丝竹空主治头痛。

【按语】本歌诀录自清·吴谦《医宗金鉴》。论述了手部诸穴的主治作用，所选穴位除极个别外，均在肘关节以下，除治疗局部及上肢疾患外，还可治疗远端头面、五官、心胸部等上半身诸证。

足部主病针灸要穴歌

【歌括】

> 隐白主治心脾痛，筑宾能医气疝疼，
> 照海穴治夜发痉①，兼疗消渴便不通。
> 大都主治温热病，伤寒厥逆呕闷烦，
> 胎产百日内禁灸，千金②主灸大便难。
> 太白主治痔漏疾，一切腹痛大便难，
> 痎疸寒疟商丘主，兼治呕吐泻痢瘥。
> 公孙主治痰壅膈，肠风下血积块疴，
> 兼治妇人气蛊病，先补后泻自然瘥。
> 三阴交治痞满坚，痼冷疝气脚气缠，
> 兼治不孕及难产，遗精带下淋沥瘥。
> 血海主治诸血疾，兼治诸疮病自轻，
> 阴陵泉治胁腹满，刺中下部尽皆松。
> 涌泉主刺足心热，兼刺奔豚疝气疼，

血淋气痛疼难忍，金针泻动自安宁。
然谷主治喉痹风，咳血足心热遗精，
疝气温疟多渴热，兼治初生儿脐风。
太溪主治消渴病，兼治房劳不称情，
妇人水蛊③胸胁满，金针刺后自安宁。
阴谷舌纵④口流涎，腹胀烦满小便难，
疝痛阴痿及痹病，妇人漏下亦能痊。
复溜血淋宜乎灸，气滞腰疼贵在针，
伤寒无汗急泻此，六脉沉伏即可伸。
大敦治疝阴囊肿，兼治脑衄⑤破伤风，
小儿急慢惊风病，炷如小麦灸之灵。
行间穴治儿惊风，更刺妇人血蛊癥，
浑身肿胀单腹胀，先补后泻自然平。
太冲主治肿胀满，行动艰辛步履难，
兼治霍乱吐泻证，手足转筋灸可痊。
中封主治遗精病，阴缩⑥五淋溲便难，
膇胀癥气随年灸，三里合灸步履艰。
曲泉癔疝⑦阴股痛，足膝胫冷久失精，
兼治女子阴挺痒，少腹冷痛血瘕癥。
伏兔主刺腿膝冷，兼刺脚气痛痹风，
若逢穴处生疮疖，说与医人莫用功。
阴市主刺痿不仁，腰膝寒如注水侵，
兼刺两足拘挛痹，寒疝少腹痛难禁。
足三里治风湿中，诸虚耳聋上牙疼，
噎膈膨胀水肿喘，寒湿脚气及痹风。
解溪主治风水气，面腹足肿喘嗽频，

气逆发噎头风眩，悲泣癫狂悸与惊。
陷谷主治水气肿，善噫痛疝腹肠鸣，
无汗振寒痰疟病，胃脉得弦泻此平。
内庭主治痞满坚，左右缪灸⑧腹响宽，
兼刺妇人食蛊胀，行经头晕腹疼安。
厉兑主治尸厥证，惊狂面肿喉痹风，
兼治足寒膝膑肿，相偕隐白梦魇灵。
飞阳主治步艰难，金门能疗病癫痫，
足腿红肿昆仑主，兼治齿痛亦能安。
昼发痉证治若何，金针申脉起沉疴，
上牙疼兮下足肿，亦针此穴自平和。
环跳主治中风湿，股膝筋挛腰痛疼，
委中刺血医前证，开通经络最相应。
阳陵泉治痹偏风，兼治霍乱转筋疼，
承山主针诸痔漏，亦治寒冷转筋灵。
阳辅主治膝酸痛，腰间溶溶似水浸，
肤肿筋挛诸痿痹，偏风不遂灸功深。
风市主治腿中风，两膝无力脚气冲，
兼治浑身麻搔痒，艾火烧针皆就功。
悬钟主治胃热病，腹胀胁痛脚气疼，
兼治脚胫湿痹痒，足指疼痛针可停。
丘墟主治胸胁痛，牵引腰腿髀枢中，
小腹外肾脚腕痛，转筋足胫不能行。
颈漏⑨腹下马刀⑩疮，连及胸胁乳痛痈，
妇人月经不利病，下临泣穴主治良。
侠溪主治胸胁满，伤寒热病汗难出，

兼治目赤耳聋痛，颔肿口噤疾堪除。

窍阴主治胁间痛，咳不得息热躁烦，

痈疽头痛耳聋病，喉痹舌强不能言。

【注释】

①痊：痊乃痓之误，即痉挛。

②千金：指《千金方》。

③水蛊：由寄生虫引起的臌胀病。

④舌纵：指舌体伸长，吐出口外而不收，肿胀多涎，收缩无力的病证。

⑤脑衄：指鼻出血甚者。《医宗金鉴·杂病心法要诀》"鼻出血如泉，曰脑衄。"

⑥阴缩：男女前阴内缩之证，多因寒中厥阴所致。

⑦癀疝：为七疝之一，发病时阴囊肿痛下坠。

⑧左右缪灸：即左病灸右，右病灸左。

⑨颈漏：颈部瘰疬溃后形成的瘘疮。

⑩马刀：生于腋下的瘰疬结核，形如马刀虫，故名。

【白话解】隐白穴主治心脾痛，筑宾穴能治疗疝气疼痛，照海穴治夜发痉挛，兼治消渴大便不通。大都穴主治温热病汗不出，伤寒手足逆冷，腹满，呕吐，胸闷乱，怀孕及产后百日内禁用灸法，千金方用灸治疗大便困难。太白穴主治痔漏，腹中疼痛，大便不利等证。商丘穴主治痞气，黄疸，寒疟，兼治呕吐、泻痢等证。公孙穴主治痰壅胸膈，肠风下血积块，及妇人气蛊等证，采用先泻后补的方法。三阴交穴主治痞满，瘕冷，疝气，遗精，及妇人脚气，月经不调，不孕，难产，赤、白带下、淋沥等证。血海穴主治各种血分疾患，如女子崩漏带下、月经不调，各种疮痒等证。阴陵泉穴主治胁腹胀满等证，刺中穴位则下体皆轻松。涌泉穴针刺主治足发热，兼治奔豚，

100

疝气疼痛，血淋，气痛等证，多用泻法。然谷穴主治喉痹，咯血，足心热，遗精，温疟，疝气，及小儿撮口脐风等证。太溪穴主治消渴，兼治房劳不称心意，及妇人水盅，胸胁胀满等证。阴谷穴主治舌纵流涎，腹胀，烦满，小便困难，疝气疼痛，痿痹，及妇女漏下不止等证。灸复溜穴主治血淋，针刺治疗血滞腰痛，伤寒无汗采用泻法，六脉沉匿者即可伸展。大敦穴主治各种疝，阴囊肿，脑衄，破伤风，及小儿急慢惊风证，炷如麦粒灸最为灵验。行间穴主治小儿急慢惊风，针刺能治妇人血盅癥瘕，全身肿，单腹胀等证，采用先补后泻之法。太冲穴主治肿满，行步艰难，兼治霍乱吐泻，手足转筋等证，采用灸法可愈。中封穴主治遗精，阴缩，五淋，小便困难，臌胀，瘿气，采用随年灸法，配合灸足三里治疗行步艰难。曲泉穴主治疝气，阴股痛，男子失精，膝胫冷痛，及女子宫脱垂，阴痒，少腹冷痛，血瘕等证。伏兔穴主治腿膝寒冷，脚气痛痹，若见此处生疮疖者是危象。阴市穴主治痿痹麻木不仁，腰膝寒如注水，两足拘挛痛，寒疝，少腹疼痛难忍等证。足三里穴治中风，风湿，各种虚损，耳聋，上牙疼，水肿，心腹臌胀，噎膈哮喘，寒湿脚气痹痛等证。解溪穴主治风气面浮，腹胀，足肿，喘满，咳嗽，气逆发噫，头痛，头晕，悲伤哭泣，癫狂，惊悸，怔忡等证。陷谷穴主治面目浮肿，及水病善噫，疝气少腹痛，肠鸣腹痛，疟疾振寒无汗等证，胃脉诊得弦象在泻此穴可治。内庭穴主治痞满坚硬，患右灸左，患左灸右，但觉腹响是其效验，兼治妇人腹胀，行经头晕，行经头晕，少腹痛等证。厉兑穴主治尸厥口噤气绝，面肿喉痹惊狂，双足寒冷，膝膑肿痛等证。与隐白穴同针，可治梦魇不宁。飞阳穴主治步履艰难。金门穴主治癫狂羊角风。昆仑穴主治下肢红肿，牙齿疼痛。申脉穴主治昼发痉挛证，足部肿，上牙疼。环跳穴主治腰、胯、股、膝风湿导致的筋挛疼痛。委中穴点刺出血治证同环跳穴，配合开通经络最为适应。阳陵泉穴主治冷痹单侧疼痛，霍乱转筋疼痛。承山穴主治痔漏疼痛，寒冷转筋。阳辅穴主治膝胻酸疼，腰间寒冷似冷水浸湿，皮肤肿、筋挛等痰湿痹证，各骨节酸疼，灸法治疗偏风不遂等证。风市穴主治下肢受风，疼痛无力，脚气，浑身瘙痒麻痹等证，多采用艾灸或者烧针之法。悬钟穴主治胃热，腹胀，胁痛，脚气，兼治脚及小腿沉重疼痛，浑身瘙痒，针刺可止足趾疼痛等证。丘墟穴主治胸胁满痛，喘息困难，牵引腰、腿、髋骨疼痛，少腹外肾痛，脚腕转筋疼痛难行等证。足临泣穴主治颈、腋下连乃胸胁之疮疡，妇人乳痛，月经不调等证。侠溪穴主治胸胁支满，伤寒热病汗不出，目赤，耳聋耳痛，面肿口噤等证。足窍阴穴主治胁痛，咳逆不能喘息，发热躁烦，痈疽口干，头痛喉痹，舌强言语不能等证。

【按语】本歌诀录自清·吴谦《医宗金鉴》。论述了足部诸穴的主治作用，所选穴位除极个别外，均在膝关节以下，除治疗局部及下肢疾患外，多用来治疗脏腑病。

长桑君①天星秘诀歌（《乾坤生意》）

【歌括】

> 天星秘诀少人知，此法专分前后施。
> 若是胃中停宿食，后寻三里起璇玑。
> 脾病血气先合谷，后刺三阴交莫迟，
> 如中鬼邪先间使，手臂挛痹取肩髃。

脚若转筋并眼花，先针承山次内踝，
脚气酸疼肩井先，次寻三里阳陵泉；
如是小肠连脐痛，先刺阴陵后涌泉。
耳鸣腰痛先五会，次针耳门三里内。
小肠气痛先长强，后刺大敦不要忙，
足缓难行先绝骨，次寻条口及冲阳。
牙疼头痛兼喉痹，先刺二间后三里，
胸膈痞满先阴交，针到承山饮食喜；
肚腹浮肿胀膨膨，先针水分泻建里。
伤寒过经不出汗，期门通里先后看，
寒疟②面肿及肠鸣，先取合谷后内庭。
冷风湿痹针何处？先取环跳次阳陵，
指痛挛急少商好，依法施之无不灵。
此是桑君真口诀，时医莫作等闲轻。

【注释】

①长桑君：见《史记·扁鹊仓公列传》，战国时的神医。传说扁鹊与之交往甚密，后以禁方传扁鹊。《长桑君天星秘穴歌》明显是一种伪托。

②寒疟：因寒气内伏，再感风邪而诱发的一种疟疾。临床表现有寒多热少，日发一次，或间日发作，发时头痛，无汗或微汗，脉弦紧有力等。

【白话解】 天星秘诀只有很少人知晓，此法分前后施治。

若是宿食停留胃中，先刺璇玑，后刺足三里。

脾病血气不足者，先取合谷，后刺三阴交。

若患精神疾患如中鬼邪者先取间使，手臂拘挛疼痛取肩髃。

若脚痛转筋、视物不清，先针承山后刺太溪。

103

脚气酸疼先针肩井，后针足三里、阳陵泉。

如果小肠牵引脐腹疼痛，先刺阴陵泉，后刺涌泉。

耳鸣腰痛先针地五会，次针耳门、足三里。

小肠疝气先针长强，后刺大敦不用慌忙。

两足筋脉迟缓，行走困难者，先取绝骨，然后刺条口、冲阳。

牙疼、头痛以及喉痹，先刺二间后刺足三里。

胸膈痞满先取三阴交，再针承山就会改善食欲。

水肿臌胀患者，先针水分，再泻建里。

伤寒过经传变未出汗者，先后针刺期门、通里。

寒多热少的疟疾、面肿及肠鸣，先取合谷后取内庭。

冷风湿痹针哪里呢？先针环跳后针阳陵泉。

手指疼痛拘挛者选用少商效果很好，按照前法施治没有不灵验的。

这是长桑君的秘传口诀，尔等医生可不要等闲视之。

【按语】本歌诀出于《乾坤生意》成书于明洪武二十四年（1391），转载于《针灸大成》。根据病证的标本缓急而定出取穴的主次先后，有很高的临床应用价值。

胜玉歌

【歌括】

胜玉歌兮不虚言，此是杨家真秘传。

或针或灸依法语，补泻迎随随手捻。

头痛眩晕百会好，心疼脾痛上脘先。

后溪鸠尾及神门，治疗五痫[①]立便痊。

髀疼要针肩井穴，耳闭听会莫迟延。

胃冷下脘却为良，眼痛须觅清冷渊。
霍乱②心疼吐痰涎，巨阙着艾便安然。
脾疼背痛中渚泻，头风眼痛上星专。
头项强急承浆保，牙腮疼紧大迎全。
行间可治膝肿病，尺泽能医筋拘挛。
若人行步苦艰难，中封太冲针便瘥。
脚背痛时商丘刺，瘰疬少海天井边。
筋疼闭结支沟穴，颔肿喉闭少商前。
脾心痛急寻公孙，委中驱疗脚风缠。
泻却人中及颊车，治疗中风口吐沫。
五疟③寒多热更多，间使大杼真妙穴。
经年或变劳怯④者，痞满脐旁章门决。
噎气吞酸食不投，膻中七壮除膈热。
目内红痛苦皱眉，丝竹攒竹亦堪医。
若是痰涎并咳嗽，治却须当灸肺俞，
更有天突与筋缩，小儿吼闭⑤自然疏。
两手酸痛难执物，曲池合谷并肩髃。
臂疼背痛针三里，头风头痛灸风池。
肠鸣大便时泄泻，脐旁两寸灸天枢，
诸般气症从何治，气海针之灸亦宜。
小肠气痛归来治，腰痛中空⑥穴最奇。
腿股转酸难移步，妙穴说与后人知，
环跳风市与阴市，泻却金针病自除。
热疮臁内⑦年年发，血海寻来可治之，
两膝无端肿如斗，膝眼三里艾当施。
两股转筋承山刺，脚气复溜不须疑。

105

踝跟骨痛灸昆仑，更有绝骨共丘墟。

灸罢大敦除疝气，阴交针入下胎衣。

遗精白浊心俞治，心热口臭大陵驱。

腹胀水分多得力，黄疸至阳便能离。

肝血盛兮肝俞泻，痔疾肠风长强欺。

肾败腰痛小便频，督脉两旁肾俞除。

六十六穴施应验，故成歌诀显针奇。

【注释】

①五痫：古代对各种痫证的统称，即马、羊、鸡、猪、牛5种痫病，因其发病时，口中所发出的声音似马、似羊等，故以此命名。

②霍乱：古代把上吐下泻同时并作的病都包括在霍乱的范围内，它既包括烈性传染病的"霍乱"，也包括一般夏秋间常见的急性胃肠炎。

③五疟：即五脏疟，因疟邪深伏所致肺、心、肝、脾、肾五脏之疟疾。在此泛指各种类型的疟疾。

④劳怯：即虚损劳伤，简称虚劳，是五脏诸虚不足而产生的多种疾病的总称。凡先天不足，后天失调，病久失养，正气损伤，久虚不复，表现各种虚弱证候的，都属虚劳范围。其病变过程，大都由积渐而成。病久体弱则为"虚"，久虚不复的则为"损"，虚损日久则成"劳"。

⑤吼闭：即高声大叫，牙关紧闭，神志不清之症。此证多因邪热、痰浊等病邪蒙蔽清窍所致。

⑥中空：即中髎穴。

⑦热疮臁内：指在外科中最为缠绵的臁疮，多发生于小腿下三分之一处的皮肤和肌肉间，经久不易收口，既敛又每因碰撞而复发为主要表现的慢性疮疡类疾病。又名裙边疮、伤守疮，俗名烂腿。多由于湿热下注，气血凝滞而成。

【白话解】胜玉歌名"胜玉"并非虚言，这可是杨家的不传之秘，有的病适宜针刺，有的病适宜艾灸，要依照歌中所说

106

的法则来进行，补法或泻法，可以随心所欲，自由运用。

头痛眩晕证取百会穴治疗；心胸部及胃脘部疼痛时，应首先选中脘穴。后溪、鸠尾、神门三穴联合应用，可疗各种癫痫，立刻就能痊愈。

背腰部或腰髋痛，要针刺肩井。耳内胀闷、耳鸣、听力减退患者，应立即针刺听会穴不要迁延。胃脘冷痛，取下脘穴行温针灸是最佳选择。眼痛必须选用清冷渊穴。霍乱、胃脘部疼痛、呕吐痰涎者，艾灸巨阙穴就能恢复健康。

凡病胸膈心腹疼痛，并牵引心背彻痛者，针泻中渚穴。头风、眼痛取上星穴。头项强直，筋脉拘急，取承浆穴。牙疼、颊肿、牙关紧闭等症，取用大迎穴。行间穴可以治疗膝关节肿胀疼痛。尺泽能医治筋脉拘紧挛急之症。如果患者行走艰难，取中封、太冲针刺便能使病人恢复行动，步履如常。脚背疼痛时针刺商丘穴。治疗瘰疬就选少海、天井穴。腹部挛急疼痛，大便秘结，取支沟穴。颔咽部肿胀，甚至喉道闭阻的病证可取少商穴治疗。出现在胃、心、胸部位的急性疼痛，取公孙穴。委中能够医治腿游风之类的足病。中风病，口吐涎沫，针刺人中、颊车穴，用泻法。治疗不同类型的疟疾，不论是寒多热少，还是热多寒少，都可取用间使、大杼穴治疗，能有相得益彰之妙用。疟疾经年累月不愈者，有可能发展成为虚劳证，会出现胸腹间气机阻塞不通的症状，可以取脐旁的章门穴治疗。嗳气、胃中泛酸、食物难以下咽时，可灸膻中穴七壮以除胸膈之热。眼睛红肿疼痛，取丝竹空、攒竹穴。如果咳嗽有痰，应灸肺俞穴，如再配合天突、筋缩二穴，又可治小儿高声大叫，牙关紧闭，神志不清之症。上肢酸痛难以持物，可取曲池、合谷、肩髃三穴相配治疗。肩背部疼痛，可针刺手三里，头风头痛，灸风池穴。肠鸣泄泻的患者，可灸脐中旁开两寸的天枢穴。各种因气机运行失常引起的病证该怎么治疗呢？可取气海穴，实证用针法，虚证用艾法。疝气疼痛取归来穴治疗，腰脊疼痛，可取中髎穴治疗，疗效最是神奇。下肢酸重麻木，难以转侧，起立步行均感困难的病证，告诉你几个特别有效的穴位，那就是环跳、风市和阴市三穴，均用泻法，针到病除。臁疮一病迁延难愈，针治可选用血海穴。两侧膝关节周围肿胀如斗，屈伸困难，可艾灸膝眼及足三里。两腿抽筋，针刺承山穴能缓解。脚气病针刺复溜穴，这个治法你无须有疑问。踝关节、跟骨疼痛者，可灸昆仑穴，另外再配以绝骨、丘墟穴，效果更佳。疝气疼痛，可灸大敦穴。胎衣不下，应刺三阴交穴。遗精、白浊取心俞穴治疗。心火上炎、口臭者，取大陵穴可以清心降火，消除口臭。

　　臌胀病，可灸水分穴，以利水消肿。黄疸证用至阳穴能清热利湿退黄。肝血分有热，应针泻肝俞穴。痔疮、便血鲜红等疾病，针刺选用长强穴治疗，是具有特效的治法。肾精亏虚而致的腰痛、小便频数，取督脉两旁的肾俞穴治疗。

　　这 66 个穴，用于临床颇有效验，所以编成歌诀，以将针灸的奇妙之处显传于世。

　　【按语】本歌诀出《针灸大成》。专门介绍杨继洲家传针灸治疗各症的经验取穴。杨氏将自己家传的经验编撰成歌，认为有胜过《玉龙歌》之处，故名"胜玉"。

席弘赋

【歌括】
　　　　凡欲行针须审穴，要明补泻迎随诀，

胸背左右不相同，呼吸阴阳男女别。

气刺两乳求太渊，未应之时泻列缺；

列缺头痛及偏正，重泻太渊无不应。

耳聋气痞听会针，迎香穴泻功如神。

谁知天突治喉风①，虚喘须寻三里中。

手连肩脊痛难忍，合谷针时要太冲。

曲池两手不如意，合谷下针宜仔细。

心痛手颤少海间，若要除根觅阴市。

但患伤寒两耳聋，金门听会疾如风。

五般肘痛寻尺泽，太渊针后却收功。

手足上下针三里，食癖气块②凭此取。

鸠尾能治五般痫，若下涌泉人不死。

胃中有积刺璇玑，三里功多人不知。

阴陵泉治心胸满，针到承山饮食思。

大杼若连长强寻，小肠气痛即行针。

委中专治腰间痛，脚膝肿时寻至阴。

气滞腰痛不能立，横骨大都宜救急。

气海专能治五淋，更针三里随呼吸。

期门穴主伤寒患，六日过经犹未汗，

但向乳根二肋间，又治妇人生产难。

耳内蝉鸣腰欲折，膝下明存三里穴，

若能补泻五会间，且莫向人容易说。

睛明治眼未效时，合谷光明安可缺。

人中治癫功最高，十三鬼穴③不须饶。

水肿水分兼气海，皮内随针气自消。

冷嗽先宜补合谷，却须针泻三阴交。

牙齿肿痛并咽痹，二间阳溪疾怎逃。
更有三间肾俞妙，善除肩背消风劳④。
若针肩井须三里，不刺之时气未调。
最是阳陵泉一穴，膝间疼痛用针烧。
委中腰痛脚挛急，取得其经血自调。
脚痛膝肿针三里，悬钟二陵三阴交。
更向太冲须引气，指头麻木自轻飘。
转筋目眩针鱼腹⑤，承山昆仑立便消。
肚疼须是公孙妙，内关相应必然瘳。
冷风冷痹疾难愈，环跳腰俞针与烧。
风府风池寻得到，伤寒百病一时消。
阳明二日寻风府，呕吐还须上脘疗。
妇人心痛心俞穴，男子痃癖⑥三里高。
小便不禁关元好，大便闭涩大敦烧。
髋骨腿疼三里泻，复溜气滞便离腰。
从来风府最难针，却用工夫度浅深，
倘若膀胱气未散，更宜三里穴中寻。
若是七疝小腹痛，照海阴交曲泉针。
又不应时求气海，关元同泻效如神。
小肠气撮痛连脐，速泻阴交莫在迟，
良久涌泉针取气，此中玄妙少人知。
小儿脱肛患多时，先灸百会次鸠尾。
久患伤寒肩背痛，但针中渚得其宜。
肩上痛连脐不休，手中三里便须求，
下针麻重即须泻，得气之时不用留。
腰连膝肿急必大，便于三里攻其隘，

下针一泻三补之，气上攻噎只管在，
噎不在时气海灸，定泻一时立便瘥。
补自卯南转针高，泻从卯北莫辞劳，
逼针泻气便须吸，若补随呼气自调，
左右拈针寻子午，抽针行气自迢迢，
用针补泻分明说，更用搜穷本与标。
咽喉最急先百会，太冲照海及阴交。
学者潜心宜熟读，席弘治病最名高。

【注释】

①喉风：系咽喉肿痛等多种疾患的泛称。咽喉部突然肿痛、音哑、喉鸣、呼吸困难等。多由肺胃积热，复感风邪，风热相搏所致。若兼见牙关紧闭、吞咽困难者，称"锁喉风"；咽喉部糜烂者，称"烂喉风"。

②食癖气块：指饮食无节伤及脾胃，致精气亏耗，邪冷之气搏结不散而形成之积聚，潜匿于两胁向，按之无物，有时作痛，当痛时方觉有物。

③十三鬼穴：有两种提法，一种是孙真人十三鬼穴，另一种是徐秋夫鬼病十三穴，详见相应歌诀。这些穴位在治疗精神疾病方面，确有卓效。由于当时的历史条件，人们认为精神疾病是由鬼神作祟所致，故将这些治疗穴位命名为"鬼穴"。

④风劳：即虚劳病复受风邪者。多由风寒客于经络，致气血痹阻不通，筋脉失养，失治则渐入腑，继入于脏，久之耗伤气血，虚损成劳。

⑤鱼腹：即小腿腓肠肌的肌腹部，因其形似鱼腹而名之。

⑥痃癖："痃"是形容脐的两旁有条状筋块，状如弓弦，大小不一，或痛或不痛。"癖"是指潜匿于两胁之间的积块，平时寻摸不见，痛时摸之才觉有物。脐腹偏侧或胁肋部时有筋脉攻撑急痛的病。《太平圣惠方》卷四十九言："夫痃之与癖，名号虽殊，针石汤丸主疗无别。此皆阴阳不和，经络否隔，饮食停滞，不得宣疏，邪冷之气，搏结不散，故曰痃癖也。"

【白话解】凡是要以针灸治病，必须先审定所选穴位，明确所要使用的补泻迎随的法诀。人身各个部位的阴阳属性是不同的，如胸腹为阴，背为阳；右为阴，左为阳。针刺补泻可因呼吸、阴阳、男女的差异而有区别。气病应针刺两乳间的膻中穴，并配以太渊穴，若没有见效，则再配合针泻列缺穴。列缺还可治疗偏正头痛，配合太渊针用泻法，无不应手而效。

耳聋、气痞证应取听会穴，再配合针泻迎香穴疗效神奇。喉风病应以天突为主穴进行治疗。虚不纳气，呼吸短促之病证，可取足三里治疗。

两手活动不利，则取曲池、合谷相配治疗。少海穴对胃脘痛、手颤有较好的疗效，如果要真正祛除病根，还应配阴市穴。如果感受风寒之邪导致耳聋，应取金门、听会穴，针到病除。肘部诸般疼痛，应取尺泽配太渊穴针刺，可收功效。食癖气块的病，可取手三里、足三里上下相配以消食导滞。

各种癫痫证均可取用鸠尾穴治疗，如果再加上针泻涌泉穴，即使将死的人也能救治。胃有积滞可刺璇玑穴，足三里对于治疗脾胃病更是功不可没，只是很多人不知道罢了。心胸痞满、不思饮食，可取阴陵泉、承山穴。大杼若是配合长强穴可治疗疝气疼痛。委中穴专治腰痛，踝关节、膝关节周围肿痛则取至阴穴。气滞腰疼不能站立，应取横骨、大都穴以行气止痛。诸多淋证，均可取气海穴进行治疗，可再配以足三里，施呼吸补泻针法。期门穴可以治疗伤寒六日，过经传变但仍未出汗者。期门穴位于乳根部两肋之间，同时本穴还能治妇人难产。耳鸣、腰疼似折，用足三里最是明白无误了，若是你选用地五会，并能知晓补泻之法，这其中的道理可不要轻易向别人说啊！选睛明穴治疗眼疾未达到预期效果时，合谷、光明两穴是不能缺少的。

　　人中穴治疗癫痫的效果很好，十三鬼门穴也不错。水分、气海穴治疗水肿，随着针刺，水肿自会消散。肺受寒邪而引起的咳嗽宜先针补合谷，后泻三阴交。治疗牙齿肿痛、喉痹，二间、阳溪怎么能少呢！还有三间、肾俞治疗肩背痛、风劳更是奇妙。还可加上肩井、足三里，不取这两穴气机就不易调畅。膝关节疼痛可灸阳陵泉治疗。委中治疗腰疼、下肢筋脉挛急，可以用点刺放血的方法。脚踝疼痛、膝关节肿胀，针刺足三里、悬钟、阴陵泉、阳陵泉、三阴交。针刺太冲，引气至病所，可以治疗足趾麻木。霍乱吐泻转筋，头晕目眩，应针刺鱼腹、承山、昆仑三穴，立刻就能止住转筋之症。对于腹痛治疗，公孙、内关二穴相配，相得益彰，疾病必然痊愈。冷风、冷痹这类疾病往往缠绵难愈，应取环跳、腰俞二穴，施以针刺，并加艾灸。风府、风池二穴相配，能治外感寒邪所引起的各种病证。如果伤寒两日后，病邪传入阳明经，则必须取风府穴治疗，若兼见呕吐症状，还应取上脘穴。妇女心胸部疼痛，应取心俞穴治疗，男子疝癖等疾病可取用足三里。肾虚小便频数，甚至失禁者，可取关元；大便秘结，排便困难者应灸大敦。

　　髋部、腰腿部疼痛针泻足三里、复溜，另外风府穴也可用，只是有一定的难度和危险性，要在针刺深浅上下下功夫。如果膀胱气机瘀滞，就更应该选足三里治疗了。

　　针刺照海、阴交、曲泉可以治疗疝气腹痛，如果效果不好，再针泻气海和关元。如果疝气腹痛牵掣至脐，应立即针泻阴交不要迟疑，稍过一段时间后再针涌泉，这其中的玄妙之处很少有人知晓。小儿脱肛，日久不愈，可以先灸百会，再灸鸠尾，以升阳举陷。肩背部受寒，疼痛日久，针刺中渚穴是很适宜的。若是肩痛牵掣脐痛，则要取手三里，待针下有麻重感时施行泻法，得气后即可出针，无须留针。急性腰痛、膝关节肿大，应取足三里穴，行一泻三补的手法，以催运气。本穴还主治气逆上攻的噎膈，待吞咽不适感消除后再灸气海穴，可收标本同治之功。

从卯（东）向午（南）的方向，大指向上，食指向下捻为补法；从卯（东）向子（北）的方向，大指向下，食指向上捻针为泻。吸气进针是泻；呼气进针，是补。左捻针为午为补；右捻针为子为泻。提插行气时应使针感传导到很远的地方。使用针灸疗法治病，要分清补泻以及疾病的标与本。急性发作的咽喉肿痛，应先取百会穴，再配以太冲、照海及阴交穴。初学者应潜心熟读此歌诀，就能像席弘那样，也成为治病的高手。

【按语】本赋首见于明代徐凤所撰的《针灸大全》一书中。《针灸大全》是明代的针灸家席弘所著，为席氏临床经验之总结，极受明代针灸名家汪机之推崇。赋中就头痛、痹证、心痛、癫痫等五十余证进行辨证用穴，用穴亦只有六十多个。但此赋却充分地反映了元明时代针灸治疗的特点。

灵光赋

【歌括】

黄帝岐伯针灸诀，依他经里分明说。

三阴三阳十二经，更有两经分八脉。

灵光典注极幽深，偏正头疼泻列缺。

睛明治眼胬肉攀，耳聋气闭听会间。

两鼻齆①衄针禾髎，鼻窒②不闻迎香间。

治气上壅足三里，天突宛中治喘痰。

心痛手颤针少海，少泽应除心下寒。

两足拘挛觅阴市，五般腰痛委中安。

髀枢不动泻丘墟，复溜治肿如神医。

犊鼻治疗风邪痰，住喘却痛昆仑愈。

后跟痛在仆参求，承山筋转并久痔。

足掌下去寻涌泉，此法千金莫妄传。

此穴多治妇人疾，男蛊③女孕两病瘥。

百会鸠尾治痢疾，大小肠俞大小便。

气海血海疗五淋，中脘下脘治腹坚。

伤寒过经期门应，气刺两乳求太渊。

大敦二穴主偏坠④，水沟间使治邪癫。

吐而定喘补尺泽，地仓能止口流涎。

劳宫医得身劳倦，水肿水分灸即安。

五指不伸中渚取，颊车可针牙齿愈。

阴跷阳跷两踝边，脚气四穴先寻取。

阴阳陵泉亦主之，阴跷阳跷与三里。

诸穴一般治脚气，在腰玄机宜正取。

膏肓岂止治百病，灸得玄功病须愈。

针灸一穴数病除，学者尤宜加仔细。

悟得明师流注法，头目有病针四肢。

针有补泻明呼吸，穴应五行顺四时。

悟得人身中造化，此歌依旧是筌蹄。

【注释】

①齆：鼻病的一种，表现为因鼻孔堵塞而发音不清。

②鼻窒：鼻窒是指以长期鼻塞、流涕为特征的慢性鼻病。多因脏腑虚弱，邪滞鼻窍所致，鼻塞可呈交替性、间歇性、持续性，可伴有流涕，头痛，嗅觉下降等症状。

③男蛊：蛊即指虫症而言，是男子之胀病，多由感受风邪日久不愈，聚于下焦，溲出白浊，蚀其真阴，如蛊虫之吸人精血，故曰男蛊。

④偏坠：指疝气，因其症见阴囊偏坠肿痛，故名。

【白话解】 黄帝岐伯针灸法诀中的内容说得很明白，有手足三阴、三阳，十二经脉，还有督脉、任脉分属奇经八脉。《灵光赋》中讲述的道理是很深奥的。偏正头疼要针泻列缺穴，睛明穴可治眼睛胬肉攀睛，因气机闭阻导致的耳聋者取听会穴，鼻塞、鼻音重、鼻齆针禾髎穴，鼻塞不通，不闻香臭，选迎香穴，治疗胃气上壅取足三里穴，治疗哮喘、咳痰取天突穴。

心窝疼痛、双手颤抖针少海穴，少泽穴可治胃脘部的寒证，两足拘挛取阴市穴，各种腰痛取委中穴，髀枢转动不利泻丘墟穴，复溜治疗腿肿其效如神，犊鼻治疗外感风邪所致的腿膝疼痛，取昆仑穴可平喘、止痛。脚后跟痛取仆参穴，腿肚转筋，久患痔疮者取承山穴。足底的涌泉穴，可治妇科病、男子房劳，和女子孕育相关的病证。百会、鸠尾治疗痢疾，而大肠俞、小肠俞治疗大小便方面的疾患。气海、血海治疗血、石、气、膏、劳淋五淋。中脘、下脘治疗腹满痞硬。伤寒七日为过经，仍不愈者可取期门治疗。感两乳气窜刺痛者取太渊穴。各种疝气可取大敦。水沟、间使可以治疗癫痫。取尺泽，针用补法可治吐血，并有定喘之功。针地仓穴可止口角流涎。劳宫穴可治疗身体劳倦，水肿病可灸水分穴治疗，五指不能屈伸可取中渚穴，牙痛可针颊车穴。脚气病取照海、申脉四穴，这四穴分属阴阳跷脉，位于两踝旁边。阴陵泉、阳陵泉、照海、申脉、足三里都可治疗脚气病，腰部的疾病也可取这几个穴，其中可是有深奥微妙的道理。

灸膏肓穴可治疗多种虚损性疾病，灸到火候疾病即愈。针刺一个穴位可治疗各种疾病，学习的人尤其要仔细研究，深刻领悟师传的子午流注取穴的方法，头目有病可针四肢的穴位。针刺补泻方法必须与呼吸相应，穴位的选择也要根据五行生克制化，并顺应四时气候的变化。能够深刻领会人身生理、病理的变化，根据本歌赋所讲的道理去治疗，是必须要掌握的要领。

【按语】本歌诀录于明·徐凤《针灸大全》。以"灵光"为名，意在喻本赋犹如珍贵的玉玺，灵光彻天。这是一篇针灸临床证治经验的歌诀，除在首尾两个部分论述了阴阳经脉和四时、五行、流注、补泻之外，其余均是选某穴治某病的内容。

玉龙歌

【歌括】

> 扁鹊授我玉龙歌，玉龙一试绝沉疴，
> 玉龙之歌真罕得，流传千载无差讹。
> 我今歌此玉龙诀，玉龙一百二十穴，
> 医者行针殊妙绝，但恐时人自差别。
> 补泻分明指下施，金针一刺显明医，
> 伛者立伸偻者起，从此名扬天下知。
> 中风不语最难医，发际顶门穴要知，

更向百会明补泻，即时苏醒免灾危。

鼻流清涕名鼻渊，先泻后补疾可痊，
若是头风并眼痛，上星穴内刺无偏。

头风呕吐眼昏花，穴取神庭始不差，
孩子慢惊何可治，印堂刺入艾还加。

头项强痛难回顾，牙疼并作一般看，
先向承浆明补泻，后针风府即时安。

偏正头风痛难医，丝竹金针亦可施，
沿皮向后透率谷，一针两穴世间稀。

偏正头风有两般，有无痰饮细推观，
若然痰饮风池刺，倘无痰饮合谷安。

口眼㖞斜最可嗟，地仓妙穴连颊车，
㖞左泻右依师正，㖞右泻左莫令斜。

不闻香臭从何治？迎香两穴可堪攻，
先补后泻分明效，一针未出气先通。

耳聋气闭痛难言，须刺翳风穴始痊，
亦治项上生瘰疬，下针泻动即安然，
耳聋之症不闻声，痛痒蝉鸣不快情，
红肿生疮须用泻，宜从听会用针行。

偶尔失音言语难，哑门一穴两筋间，
若知浅针莫深刺，言语音和照旧安。

眉间疼痛苦难当，攒竹沿皮刺不妨，
若是眼昏皆可治，更针头维即安康。

两眼红肿痛难熬，怕日羞明心自焦，
只刺睛明鱼尾穴，太阳出血自然消。

眼痛忽然血贯睛，羞明更涩目难睁，

须得太阳针出血，不用金刀疾自平。
心血炎上两眼红，迎香穴内刺为通，
若将毒血搐出后，目内清凉始见功。
强痛脊背泻人中，挫闪腰酸亦可攻，
更有委中之一穴，腰间诸疾任君攻。
肾弱腰疼不可当，施为行止甚非常，
若知肾俞二穴处，艾火频加体自康。
环跳能治腿股风，居髎二穴认真攻，
委中毒血更出尽，愈见医科神圣功。
膝腿无力身立难，原因风湿致伤残，
倘知二市穴能灸，步履悠然渐自安。
髋骨①能医两腿疼，膝头红肿不能行，
必针膝眼膝关穴，功效须臾病不生。
寒湿脚气不可熬，先针三里及阴交，
再将绝骨穴兼刺，肿痛登时立见消。
肿红腿足草鞋风，须把昆仑二穴攻，
申脉太溪如再刺，神医妙绝起疲癃。
脚背肿起丘墟穴，斜针出血即时轻，
解溪再与商丘识，补泻行针要辨明。
行步艰难疾转加，太冲二穴效堪夸，
更针三里中封穴，去病如同用手抓。
膝盖红肿鹤膝风，阳陵二穴亦堪攻，
阴陵针透尤收效，红肿全消见异功。
腕中无力痛艰难，握物难移体不安，
腕骨一针虽见效，莫将补泻等闲看。
急疼两臂气攻胸，肩井分明穴可攻，

119

此穴元来真气聚，补多泻少应其中。
肩背风气连臂疼，背缝二穴用针明，
五枢亦治腰间痛，得穴方知疾顿轻。
两肘拘挛筋骨连，艰难动作欠安然，
只将曲池针泻动，尺泽兼行见圣传。
肩端红肿痛难当，寒湿相争气血旺，
若向肩髃明补泻，管君多灸自安康。
筋急不开手难伸，尺泽从来要认真，
头面纵有诸样症，一针合谷效通神。
腹中气块痛难当，穴法宜向内关防，
八法有名阴维穴，腹中之疾永安康。
腹中疼痛亦难当，大陵外关可消详，
若是胁疼并闭结，支沟奇妙效非常。
脾家之症最可怜，有寒有热两相煎，
间使二穴针泻动，热泻寒补病俱痊。
九种心痛及脾疼，上脘穴内用神针，
若还脾败中脘补，两针神效免灾侵。
痔瘘之疾亦可憎，表里急重最难禁，
或痛或痒或下血，二白穴在掌后寻。
三焦热气壅上焦，口苦舌干岂易调，
针刺关冲出毒血，口生津液病俱消。
手臂红肿连腕疼，液门穴内用针明，
更将一穴名中渚，多泻中间疾自轻。
中风之症症非轻，中冲二穴可安宁，
先补后泻如无应，再刺人中立便轻。
胆寒心虚病如何？少冲二穴最功多，

刺入三分不着艾，金针用后自平和。

时行疟疾最难禁，穴法由来未审明，
若把后溪穴寻得，多加艾火即时轻。

牙疼阵阵苦相煎，穴在二间要得传，
若患翻胃并吐食，中魁奇穴莫教偏。

乳蛾之症少人医，必用金针疾始除，
如若少商出血后，即时安稳免灾危。

如今瘾疹疾多般，好手医人治亦难，
天井二穴多着艾，纵生瘰疬灸皆安。

寒痰咳嗽更兼风，列缺二穴最可攻，
先把太渊一穴泻，多加艾火即收功。

痴呆之症不堪亲，不识尊卑枉骂人，
神门独治痴呆病，转手骨开得穴真。

连日虚烦面赤妆，心中惊悸亦难当，
若须通里穴寻得，一用金针体自康。

风眩目烂最堪怜，泪出汪汪不可言，
大小骨空皆妙穴，多加艾火疾应痊。

妇人吹乳痛难消，吐血风痰稠似胶，
少泽穴内明补泻，应时神效气能调。

满身发热痛为虚，盗汗淋淋渐损躯，
须得百劳椎骨穴，金针一刺疾俱除。

忽然咳嗽腰背疼，身柱由来灸便轻，
至阳亦治黄疸病，先补后泻效分明。

肾败腰虚小便频，夜间起止苦劳神，
命门若得金针助，肾俞艾灸起遭迤②。

九般痔瘘最伤人，必刺承山效若神，

121

更有长强一穴是，呻吟大痛穴为真。
伤风不解嗽频频，久不医时劳便成，
咳嗽须针肺俞穴，痰多宜向丰隆寻。
膏肓二穴治病强，此穴原来难度量，
斯穴禁针多着艾，二十一壮亦无妨。
腠理不密咳嗽频，鼻流清涕气昏沉，
须知喷嚏风门穴，咳嗽宜加艾火深。
胆寒由是怕惊心，遗精白浊实难禁，
夜梦鬼交心俞治，白环俞治一般针。
肝家血少目昏花，宜补肝俞力便加，
更把三里频泻动，还光益血自无差。
脾家之症有多般，致成翻胃吐食难，
黄疸亦须寻腕骨，金针必定夺中脘。
无汗伤寒泻复溜，汗多宜将合谷收，
若然六脉皆微细，金针一补脉还浮。
大便闭结不能通，照海分明在足中，
更把支沟来泻动，方知妙穴有神功。
小腹胀满气攻心，内庭二穴要先针，
两足有水临泣泻，无水方能病不侵。
七般疝气取大敦，穴法由来指侧间，
诸经俱载三毛处，不遇师传隔万山。
传尸劳病最难医，涌泉出血免灾危，
痰多须向丰隆泻，气喘丹田③亦可施。
浑身疼痛疾非常，不定穴中细审详，
有筋有骨须浅刺，着艾临时要度量。
劳宫穴在掌中寻，满手生疮痛不禁，

心胸之病大陵泻，气攻胸腹一般针。
哮喘之症最难当，夜间不睡气遑遑，
天突妙穴宜寻得，膻中着艾便安康。
鸠尾独治五般痫，此穴须当仔细观，
若然着艾宜七壮，多则伤人针亦难。
气喘急急不可眠，何当日夜苦忧煎，
若得璇玑针泻动，更取气海自安然。
肾强疝气发甚频，气上攻心似死人，
关元兼刺大敦穴，此法亲传始得真。
水病之疾最难熬，腹满虚胀不肯消，
先灸水分并水道，后针三里及阴交。
肾气冲心得几时，须用金针疾自除，
若得关元并带脉，四海谁不仰明医。
赤白妇人带下难，只因虚败不能安，
中极补多宜泻少，灼艾还须着意看。
吼喘之症嗽痰多，若用金针疾自和，
俞府乳根一样刺，气喘风痰渐渐磨。
伤寒过经犹未解，须向期门穴上针，
忽然气喘攻胸膈，三里泻多须用心。
脾泻之症别无他，天枢二穴刺休差，
此是五脏脾虚疾，艾火多添病不加。
口臭之疾最可憎，劳心只为苦多情，
大陵穴内人中泻，心得清凉气自平。
穴法深浅在指中，治病须臾显妙功，
劝君要治诸般疾，何不当初记玉龙。

【注释】

①髌骨：经外奇穴，位于大腿前外侧，梁丘穴外开1寸陷中。

②遭迍：不顺利。此处指肾虚证。

③丹田：即气海穴。

【白话解】 扁鹊（假托）传授给我玉龙歌，我在临床上一试，即使是病程久长，缠绵难愈之症也能痊愈。玉龙歌真是世间罕得，即使流传了上千年也没有出现什么差错、讹误，证明它是禁得起临床实践检验的。现在我讲一下玉龙歌的具体内容，本歌诀一共涉及120个穴，使用起来非常绝妙，只是担心现在的医生水平参差不齐，未必能正确使用。针刺时补泻分明，才能显出医生的高明。让脊背弯曲的患者经过治疗立刻就能直起腰脊，那你就一定可以名扬天下了。中风失语是最难治的病，要选取囟会穴、百会穴，先补后泻，病人可及时苏醒，转危为安。鼻塞、流清涕是患了鼻渊，若是合并头风、眼痛，可取上星穴，先泻后补，疾病可愈。头风、呕吐、两眼昏花，选取神庭穴针三分，先补后泻，疗效不会差。小儿慢惊风，取印堂穴针入一分，沿皮下斜刺，透左右攒竹穴，并施以艾灸，疗效较好。头项强直疼痛，活动受限，难以回头，先泻承浆，再针风府，牙痛病也可以用这种方法治疗。偏正头风很难医治，治疗可针刺丝竹空，沿皮向后透率谷以止痛，这种一针两穴的透刺针法世间少有。偏正头风有两种分型：如果属痰饮型，取风池；如果不属痰饮型，一般取用合谷即可。口眼㖞斜的病，可取地仓透颊车施治，并按照老师的教导，左侧面部㖞斜，则泻右面；右侧面部㖞斜，则泻左面。鼻不闻香臭怎么治疗呢？可取双侧迎香穴，先补后泻，疗效显著，有时尚未出针，鼻子已经通气了。因耳内气行不畅、阻塞不通而导致的耳聋，要刺翳风，这个穴亦用治颈项部瘰疬痰核，针刺用泻法。耳聋除听不见声音外，内有痒、痛、耳鸣等不舒服的感觉，以及耳周红肿生疮，可针泻听会。偶尔声音嘶哑不能发声，可在项后两筋之间取哑门穴，刺穴宜浅刺，不可深刺，言语即能恢复正常。眉棱骨疼痛难忍，可取攒竹，沿皮刺向鱼腰，如果有眼目昏花，可配以头维穴治疗。两眼红肿，疼痛难忍，怕光羞明的病，只要针刺睛明、鱼尾穴，辅以太阳穴点刺放血，症状自然消失。忽然眼睛疼痛，眼球充血，怕见强光，目涩难睁，必须取太阳穴放血，不需要手术也可治愈。心火上炎所导致的两眼红赤，针刺双侧内迎香，如果能出血，效果更好，可使患者顿觉目内清凉。腰脊强直疼痛泻人中穴，这个穴还可用治急性腰扭伤。另外还可配用委中穴治疗腰背部诸多疾患。肾虚腰痛难以忍受，活动多有不便，可灸双侧肾俞穴治疗。腰臀及下肢疼痛，遇风寒痛甚者，可取环跳、居髎治疗，配合委中放血，能立见神效。腿膝无力，甚至站立困难，这是风湿造成的，灸风市、阴市二穴，能祛风散寒、温经通络，行走能逐渐恢复正常。髋骨穴能治疗两腿疼痛，膝头红肿，行走艰难病证，再配以膝眼，横针透膝关穴，立刻就能见效。寒湿脚气痛苦难当，针取足三里、三阴交以及绝骨穴，肿痛立时能够消退。治疗腿脚红肿的草鞋风，必须取双侧昆仑穴治疗，如果再配以申脉、太溪，经久不愈的腰弯背瘫也能治好。脚背肿痛可取丘墟穴斜刺出血，疼痛当时就能减轻，再取解溪与商丘穴，根据具体病情，明辨补泻。如果病情加重，行走困难，可针双侧太冲穴配三里、中封，手到病除。膝关节红肿、鹤膝风等症，针取双侧阳陵泉，透针阴陵泉，能消肿止痛。手腕无力疼痛，握物困难，针刺腕骨穴虽然能见效，但要据病情相应地施以补或泻，才能取得更好的疗效。两臂急性疼痛，气机上逆攻胸，取肩井穴。此穴是真气聚集之所，宜多补少泻。肩背受了风，累及臂痛，可取双侧背缝穴，五枢穴也可治疗腰痛，针刺这两个穴位，疼痛会立时减轻。肘部拘挛、筋骨粘连导致的活动不利，针泻曲池穴，兼针尺泽。肩部红肿疼痛，是寒湿之邪侵袭，气血凝涩所致，取肩髃穴，据病补泻，并可用灸，多多益善。上肢筋脉拘挛，手指不能伸开，要取尺泽穴以舒筋活络。头面部多种疾患，针刺合谷都有神效。腹中气结，结聚成块，疼痛难忍，宜取内关穴，该穴是八脉交会穴之一，通阴维脉，是治疗腹部疾病的特效穴。腹痛难忍，可取大陵、外关穴，调气止痛。如果两胁疼痛并伴有大便秘结，支沟穴效果非凡。得了脾脏的病证最可怜，有属寒证也有属热证的，两相煎熬，应取双侧间使穴，热证则泻，寒证则补，病可痊愈。胸腹部的诸般疼痛证候，取上脘穴针刺，如果还兼有脾气虚衰，健运失调之证，则应配中脘穴施以补法。这两个穴位治病具有神效。痔漏病也很让人讨厌，其里急后重之症很难解除，或出现痒、痛、便血等症状，取掌后的二白穴治疗此病。三焦热盛，气火上壅，口苦咽干等证不是很容易治疗，如果关冲穴点刺放血，能使患者口生津液，疾病全消。手臂红肿，连带手腕疼，可针刺液门穴，并配以中渚穴，两穴均施以泻法，疾病自然减轻。中风是比较严重的疾病，取双侧中冲穴先补后泻，如果病人没反应，则再针刺人中穴，疾病可立刻减轻。胆气不足，心虚胆怯者，取双侧少冲穴浅刺三分，不需要艾灸，单纯针刺即可使病痊愈。传染性疟疾很难治，很长时间以来一直没有明确有效的取穴治疗方法，如果取后溪穴重灸，疾病当时就能减轻。牙疼阵发性发作很痛苦，可取二间穴止痛。如果病人反胃呕吐，应取奇穴中魁降逆止呕。乳蛾病很少有人能够治疗，必须要用针灸才能治好，如果取少商穴点刺出血以泻热消肿，当时就能见效。荨麻疹这种病，即使是水平很高的医生治起来也很棘手，取天井穴重灸可愈，哪怕是瘰疬，灸天井也能治好。寒痰咳嗽夹风，取双侧列缺穴透刺太渊，先针太渊施以泻法，后用重灸即可收效。痴呆病人骂詈不辨亲疏，不识尊卑，让人不愿接近，神门穴专治本病，取穴时要转动手腕，在骨缝中取。多日虚烦，面赤如妆，心中惊悸不安，可针刺通里穴治疗。得了眼睑肿烂的病很可怜，因为病人总是眼泪汪汪的。治疗可取大小骨空穴重用灸法，疾病可当痊愈。妇人患急性乳腺炎疼痛难忍，吐血、风痰黏稠似胶状，取少泽穴施以相应的补泻手法，可使气机调畅，疾病立时能消。浑身发热，疼痛，盗汗，为虚证，应取大椎旁百劳穴针刺，病可痊愈。急性咳嗽，牵引腰脊疼，灸身柱可减轻症状。至阳穴可治疗黄疸病，先施行补法后用泻法，疗效显著。肾精衰败，腰膝酸软，小便频，夜尿多，耗费精神，可针刺命门，配合艾灸肾俞，以温肾固本。各种痔漏之疾，对病人损耗很大，针刺承山穴其效如神，对于疼痛较严重的，可配以长强穴。患了伤风一直未愈，频频咳嗽，迁延不愈就会发展成为劳证，咳嗽为主须针肺俞穴，痰多者可配伍丰隆穴。膏肓穴是强壮要穴，取穴有一定难度，本穴禁针，可重灸，二十一壮都不要紧。腠理不密，易感外邪，咳嗽，鼻流清涕，头脑昏沉，打喷嚏者，应取风门穴治疗，咳嗽者可用艾灸。心虚胆寒，遗精白浊，夜梦交合，是很难治的病，取心俞、白环俞针刺治疗。肝虚血少，两目昏花，治宜补肝明目，针补肝俞、足三里。脾证有多种类型，出现反胃呕吐属于病情较重者，针取腕骨穴，本穴还可用治黄疸，再配以中脘，会收不错疗效。风寒表实无汗的，泻复溜可促使发汗；多汗的患者，则宜补合谷以敛汗，如果属少阴伤寒，六脉沉细者，补复溜可复脉。大便秘结，排便困难，应取照海穴，再配合泻支沟穴，就会体会到这两个穴位的神奇疗效。小腹胀满，气上攻心，针刺双侧内庭，如果双足水肿，则泻足临泣以利水消肿，邪去则正安。各种疝气均取大敦穴治疗，本穴位于足大趾侧间，各类医书都载位于三毛处，如果没有得遇名师真传就会谬以千里。肺痨病最难医治，取涌泉穴放血可以免除灾难。如果痰多要配泻丰隆，气喘者也可补气海穴以治之。浑身疼痛的病非同寻常，治疗应取阿是穴，注意有筋骨的地方要浅刺，必要的话还可施以艾灸。满手生疮，疼痛难忍者，可取手掌中间的劳宫穴治疗。心胸部疾病应针泻大陵穴，气上冲心的病也可以这样治疗。哮喘病最难忍受，夜间不能安睡，呼吸困难，心神不安，宜取天突穴，并艾灸膻中穴，可复安康。鸠尾穴专治各种痫证，应用此穴要多加注意，若用灸法宜七壮，灸多就会伤人，而且针刺也有一定危险性。气喘病人难以入睡，日夜受其煎熬，如果针泻璇玑穴，并配气海穴以扶正培本，其病自然安康。肾气失常，发为疝气，甚至肾气上奔冲心，病人四肢厥冷，脉微欲绝像是死了一般，取关元、大敦穴治疗，这是得自老师的真传。水肿病不好治疗，腹满、腹胀难消者，灸水分、水道，并针刺足三里及阴交穴。肾虚气上冲心的疾病，针刺效果很好，取关元、带脉，针到病除，四海扬名。妇女赤白带下，是由于脾失健运、肾水亏虚所致，取中极穴多补少泻，并酌情施以艾灸，能化湿止带。哮喘病症见咳嗽痰多，针刺俞府、乳根穴，咳嗽气喘症状就会慢慢消失。伤寒顺经传变仍未能缓解，则应针刺期门穴阻其传变。气喘忽然发作，胸膈不畅，可针泻足三里以理气宽胸。脾泻证没有其他办法，只有针刺双侧天枢穴，因为这种病是脾虚所致，所以可以施以重灸。口臭病最让人讨厌，病因是思虑过度，情志不畅，针泻大陵、人中穴，可使心内清凉，气机自然通畅平和。医生手下要掌握针刺的深浅补泻，治病就能收到立竿见影的效果。你将来会在临床上遇到各种各样的病证，所以奉劝大家习诵玉龙歌，必有裨益。

【按语】本歌诀录自《针灸大成》。最早见载于元代王国瑞撰写的《扁鹊神应针灸玉龙经》，题名"一百二十穴玉龙歌"，托名扁鹊所传。元代周仲良在《玉龙歌·后序》里解释："名玉龙者，盖以玉为天地之精，龙之神变极灵，此书之妙用，亦犹是也"。可见"玉龙"二字，主要是为了表示针灸的神妙。

本歌介绍 120 个腧穴，80 余种病证的针灸治疗，注重针灸并用，强调补泻先后，在针法上注重透刺法。此歌通俗易懂，易于背诵，有很高的临床参考价值。

玉龙赋

【歌括】

夫参博以为要，辑简而舍繁，总玉龙以成赋，信金针以获安。

原夫卒暴中风，顶门、百会；脚气连延，里、绝、三交。头风鼻渊，上星可用；耳聋腮肿，听会偏高。攒竹、头维，治目疼、头痛；乳根、俞府，疗气嗽痰哮。

风市、阴市，驱腿脚之乏力；阴陵，阳陵，除膝肿之难熬。二白医痔瘘，间使剿疟疾。大敦去疝气，膏肓补虚劳。天井治瘰疬瘾疹，神门治呆痴笑咷①。

咳嗽风痰，太渊、列缺宜刺；尪羸②喘促，璇玑、气海当知。期门、大敦，能治坚痃疝气；劳宫、大陵，可治心闷疮痍。

心悸虚烦刺三里，时疫痎疟③寻后溪。绝骨、三里、阴交，脚气宜此；睛明、太阳、鱼尾，目症凭兹。老者便多，命门兼肾俞而着艾；妇人乳痛，少泽与太阳之可推。身柱蠲嗽，能除脊痛；至阴却疸，善治神疲。长强、承山，灸痔最妙；丰隆、肺俞，痰嗽称奇。风门主伤冒寒邪之嗽，天枢理感患脾泄之危。

风池、绝骨，而疗乎伛偻④；人中、曲池，可治其痿伛⑤。期门刺伤寒未解，经不再传；鸠尾针癫痫已发，慎其妄施。阴交、水分、三里，蛊胀宜刺；商丘、解溪、丘墟，脚痛堪追。尺泽理筋急之不用，腕骨疗手腕之难移。肩脊痛兮，五枢兼于背缝；肘挛痛兮，尺泽合于曲池。风湿传于两肩，肩髃可疗；壅热盛乎三焦，关冲最宜。手臂红肿，中渚、液门要辨；脾虚黄疸，腕骨、中脘何疑。伤寒无汗，攻复溜宜泻；伤寒有汗，取合谷当随。

欲调饱满之气逆，三里可胜；要起六脉之沉匿，复溜称神。照海、支沟，通大便之秘；内庭、临泣，理小腹之膜。天突、膻中医喘嗽，地仓、颊车疗口喝。迎香攻鼻窒为最，肩井除臂痛如拿。二间治牙疼，中魁理翻胃而即愈；百劳止虚汗，通里疗心惊而即瘥。大小骨空，治眼烂能止冷泪；左右太阳，医目疼善除血翳。心俞、肾俞，治腰肾虚乏之梦遗；人中、委中，除腰脊痛闪之难制。太溪、昆仑、申脉，最疗足肿之迤⑥；涌泉、关元、丰隆，为治尸劳之例。

印堂治其惊搐，神庭理乎头风。大陵、人中频泻，口气全除；带脉、关元多灸，肾败堪攻。腿脚重疼，针髋骨、膝关、膝眼；行步艰楚，刺三里、中封、太冲。取内关与照海，医腹疾之块，搐⑦迎香于鼻内，消眼热之红。肚痛秘结，大陵合外关与支沟；腿风湿痛，居髎兼环跳与委中。上脘、中脘，治九种心痛；赤带白带，求中极之异同。

又若心虚热壅，少冲明于济夺；目昏血溢，肝俞辨其实虚。当心传之玄要，究手法之疾徐。或值挫闪疼痛之不定，此为难拟定穴之可祛。辑管见以便诵读，幸高明而无哂⑧诸。

【注释】

①咷：大哭。

②尪羸：瘦弱。

③痎疟：疟疾的总称。

④伛偻：曲背，驼背。

⑤痿伛：肌肉微弱无力，脊背弯曲的病证。

⑥迤：难于行进的样子。

⑦搐：牵动。

⑧哂：讥笑、嘲笑。

【白话解】 我通过博览古今医籍和"玉龙歌"，择其要点，删繁就简，编撰而成《玉龙赋》，使人们认识针灸祛病保平安的方法。

对突然发作的中风，取囟门、百会穴治疗；脚气病缠绵不愈，取足三里、绝骨、三阴交。头风头痛，鼻流浊涕不止，取上星穴；耳聋腮肿，取听会穴是高明的治法。攒竹、头维二穴相配，可以治疗头痛、目痛；乳根、俞府二穴相配，可以治疗哮喘、咳嗽痰多等症。风市、阴市二穴善治双下肢乏力、行走困难；阴陵泉、阳陵泉二穴，能除膝关节肿痛之症。二白穴专治痔瘘；间使穴善治疟疾。大敦穴治各种疝气；膏肓穴主治各种虚损劳伤。天井穴能治疗瘰疬、荨麻疹；神门穴对于痴呆、哭笑无常的病人效果较好。咳嗽多痰，宜刺太渊、列缺穴；枯瘦如柴的气喘病人，取璇玑、气海穴。期门、大敦穴上下配穴，能治疗痞块疝气；劳宫、大陵穴，可以治疗心胸烦闷及疮疡等症。心悸、虚烦证针刺足三里；疟疾发作取后溪穴。脚气病宜选用绝骨、足三里、三阴交三穴；眼睛疾患宜选用睛明、太阳、鱼尾。老年人肾虚小便失禁，尿频，夜尿多等证，可取命门、肾俞穴艾灸治疗；妇女乳房肿胀疼痛，可取少泽、太阳穴治疗。身柱穴可止咳嗽，还能治疗脊梁骨痛；至阴穴能治黄疸，还能振奋阳气以治精神疲劳之症。艾灸长强、承山二穴，治疗痔疮效果最好；丰隆、肺俞二穴相配，治咳嗽痰喘常有奇效。风门穴对外感风寒之咳嗽效果较好；天枢穴对脾虚泄泻效果甚佳。风池、绝骨二穴，能治筋脉拘急而致腰背弯曲病证；人中、曲池二穴，可以疗肌肉痿弱无力而致背弯身俯病证。伤寒未解，可以针刺期门穴，使不再传经而愈；癫痫发作，可针刺鸠尾穴，应谨慎针刺防止出危险。三阴交、水分、足三里三穴相配，可治疗臌胀病；商丘、解溪、丘墟三穴相配，脚痛宜选用。尺泽穴对于上肢筋脉拘挛，不能自由伸屈运用的病有效；腕骨穴对于手腕无力，活动不利的病有效。肩背脊柱疼痛，可取五枢、背缝穴治疗；肘关节周围筋肉挛急，肿胀疼痛，针尺泽、曲池治疗。风湿病侵袭到两个肩关节，肩髃穴必不可少；三焦热盛，关冲穴最是适宜。手臂红肿，取中渚、液门穴，辨清寒热虚实；脾虚湿盛黄疸，取腕骨、中脘穴治疗，不要迟疑。外感风寒无汗，针泻复溜；如果表虚有汗，则取合谷穴治疗。治疗胸腹胃脘部胀满，气逆不舒之证，足三里可以胜任；治疗邪入少阴，六脉沉伏之病，取复溜有神效。照海、支沟二穴相配，可以治疗便秘；内庭、临泣二穴相伍，可以治疗小腹胀满。天突、膻中穴，治疗咳嗽气喘病；地仓、颊车治疗口眼㖞斜症。鼻塞不通可以取迎香穴；肩井穴对于臂痛之症可以针到病除。二间穴治疗牙疼，中魁穴治疗翻胃呕恶均能立见神效；百劳治自汗盗汗，通里治疗心悸怔忡能立时痊愈。大小骨空穴，能够治疗睑缘溃烂、流泪的病证；两侧太阳穴可治疗眼睛疼及血脉贯布，遮满黑睛，不能视物的疾病。心俞、肾俞相配，可以治疗腰虚精关不固之梦遗；人中、委中相配，可以治疗脊背强痛、腰痛腰酸及外伤闪挫所引起的腰背痛。太溪、昆仑、申脉穴，是治疗足肿、行走困难的首选穴；涌泉、关元、丰隆穴，是可以治疗肺痨的特例。印堂穴长于治疗惊风抽搐；神庭穴善于治疗头风头痛。针泻大陵、人中二穴，能祛除口臭；重灸带脉、关元二穴，可治疗肾气衰败。腿脚发沉、疼痛，针刺髋骨、膝关、膝眼；行路艰难、痛楚，针刺足三里、中封、太冲。内关配照海，治疗腹内癥瘕积聚之类的疾病；搐内迎香出血，血出热泄，可以治眼目红赤。大陵配合外关、支沟穴，可以治疗腹痛、大便秘结；居髎配合环跳、委中，可以治疗风湿腿痛。上脘、中脘，可以治疗胃脘部、前胸部的各种疼痛；中极穴辨证施治，治疗各种带下病。如果心经虚热壅盛，应取少冲穴，要辨清证候，相应施以补泻；视物模糊不清，眼目充血，取肝俞穴治疗，同样要辨清虚实。我们面对先哲遗留下来的丰富经验，其中包括针灸技术中的玄妙和重要之处，再进一步研究徐疾补泻等针刺手法。如果遇到挫闪疼痛等外伤，可以痛为腧，亦可获得祛邪止痛的功效。

以我短浅的见解所及，选辑《玉龙歌》的要旨，编成《玉龙赋》，便于初学者记诵阅读，如有未尽完善之处，希望高明者不要见笑。

【按语】本歌始见于明·高武《针灸聚英》，是总辑《玉龙歌》的要旨，撷其精华以赋的形式编写而成，便于诵读和传授。全文介绍了102个穴位治疗多种病证的经验，着重于表里经的配合和八脉交会穴、俞募穴的使用。本歌诀最值得重视的是辨证取穴规律：五官科疾病，以在五官局部邻近取穴为主；四肢疾病以循经取穴与局部取穴配合使用；脏腑病证，以循经取穴为主，配合俞募取穴；外感时邪，以循经取穴为主；外科病证则以循经取穴为主，配合经外奇穴。这种辨证取穴规律，对指导针灸治疗取穴配方很有实用价值。

百症赋

【歌括】

百症俞穴，再三用心，囟会连于玉枕，头风疗以金针。悬颅颔厌之中，偏头痛止，强间丰隆之际，头痛难禁。原夫面肿虚浮，须仗水沟前顶，耳聋气闭，全凭听会翳风。面上虫行有验，迎香可取，耳中蝉噪有声，听会堪攻。目眩兮支正飞扬，目黄兮阳纲胆俞。攀睛攻少泽肝俞之所，泪出刺临泣头维之处。目中漠漠，即寻攒竹三间，目觉䀮䀮①，急取养老天柱。观其雀目肝气，睛明行间而细推，审他项强伤寒，温溜期门而主之。廉泉中冲舌下肿疼堪取，天府合谷，鼻中衄血宜追。耳门丝竹空，住牙疼于顷刻，颊车地仓穴，正口喎于片时。喉痛兮液门鱼际去疗，转筋兮金门丘墟来医。阳谷侠溪，颔肿口噤并治，少商曲泽，血虚口渴同施。通天去鼻内无闻之苦，复溜祛舌干口燥之悲。哑门关冲，舌缓不语而要紧，天鼎间使，失音嗫嚅②而休迟；太冲泻唇㖞以速愈，承浆泻牙疼而即移。项强多恶风，束骨相连于天柱，热病汗不出，大都更接以经渠。且如两臂顽麻，少海就傍于三里，半身不遂，阳陵远达于曲池。建里内关，扫尽胸中之苦闷，听宫脾俞，祛残心下之悲凄。久知胁肋疼痛，气户华盖有灵。腹内肠鸣，下脘陷谷能平。胸胁支满何疗，章门不容细寻，膈疼饮蓄难禁，膻中巨阙便针。胸满更加噎塞，中府意舍所行，胸膈停留瘀血，肾俞巨髎宜征。胸满项强，神藏璇玑已试，背连腰痛，白环委中曾经。脊强兮水道筋缩，目眩兮颧髎大迎。瘛疭非颅息而不愈，脐风③须然谷而易醒。委阳天池，腋肿针而速散，后溪环跳，腿痛刺而即轻。梦魇不安，厉兑相谐于隐白，发狂奔走，上脘同起于神门，惊悸怔忡，取阳交解溪勿误，反张悲哭，仗天冲大横须精。癫疾必身柱本神之令，发热仗少冲曲池之津。岁热时行，陶道复求肺俞理，风痫常发，神道须还心俞宁。湿寒湿热下髎定，厥寒厥热涌泉清。寒栗恶寒，二间疏通阴郄暗，烦心呕吐，幽门开彻玉堂明。行间涌泉主消渴之肾竭，阴陵水分去水肿之脐盈。痨瘵传尸，趋魄户膏肓之路，中邪霍乱，寻阴谷三里之程。治疸消黄，谐后溪劳宫而看，倦言嗜卧，往通里大钟而明。咳嗽连声，肺俞须迎天突穴，小便赤涩，兑端独泻太阳经④。刺长强与承山，善主肠风新下血，针三阴与气海，专司白浊久遗精。且如肓俞横骨，泻五淋之久积，阴郄后溪，治盗汗之多出。脾虚谷以不消，脾俞膀胱俞觅，胃冷食而难化，魂门胃俞堪责。鼻痔必取龈交⑤，瘿气须求浮白。大敦照海患寒疝而善蠲，五里臂臑，生疬疮而能治。至阴屋翳，疗痒疾之疼多，肩髃阳溪，清瘾风之热极。抑又论妇人经事改常，自有地机血海，女子少气漏血，不无交信合阳。带下产崩⑥，冲门气冲宜审，月潮违限，天枢水泉细详。肩井乳痛而极效，商丘痔瘤而最良。脱肛趋百会尾翳之所，无子搜阴交石关之乡，中脘主乎积痢，外丘收乎大肠。寒疟兮商阳太溪验，痃癖兮冲门血海强。

夫医乃人之司命，非志立士莫为，针乃理之渊微，须至人之指教。先究其病源，后攻其穴道，随手见功，应针取效。方知玄理之玄，始达妙中之妙，此篇不尽，略举其要。

【注释】

①眈眈：指目不明，视物不清而言。

②嗫嚅：想说而又吞吞吐吐不敢说出来，在此指言语功能障碍。

③脐风：即新生儿破伤风。

④太阳经：指手太阳小肠经的小海穴。

⑤瘾交：即龈交穴。

⑥产崩：妇女产后突然大出血之症。

【白话解】疾病是千变万化的，本歌赋中的每一个穴位，都有它不同的主治特点，要反复用心体会，临床才能运用适当，获得满意的疗效。囟会、玉枕二穴前后相配，有祛风通络之功，善于治疗头风头痛。悬颅、颔厌均在侧头部，善治疗偏头痛；丰隆、强间二穴上下呼应，可治疗痰厥头痛。颜面及眼睑浮肿，应选用人中、前顶以利水消肿；两耳失聪，或耳内闭塞、重听，应针刺听会、翳风二穴。面部皮肤有像虫子爬行的感觉，多为血分有热，取迎香穴以凉血止痒；耳中如有蝉鸣，应取听会穴。支正、飞扬二穴上下相配，针刺能引火下行而治疗目眩头晕；阳纲、胆俞二穴能疏通胆道，清热化湿而治疗黄疸。胬肉攀睛，应取少泽、肝俞以清心泻火、明目退翳；迎风流泪及目泪自出，应取头临泣、头维。外感风热，目生翳膜所致的视物纷乱不清，针刺攒竹、三间；气血亏虚，精血不能上奉所致的视物不明，两目昏暗，应取养老、天柱二穴。肝血虚造成的夜盲症，取睛明、行间二穴上下相配，是以补虚泻热为主的疗法，并应根据病因，正确地施行补泻手法；外感寒邪侵袭肌表，出现头项强痛而恶寒等，主选温溜、期门穴针刺。心火炽盛而致舌下肿疼，选廉泉、中冲穴，局部配合远端取穴，可泻热消肿；气火上冲而致的鼻出血，应取天府、合谷穴，表里配合，可泻热止血。耳门与丝竹空相配，能使牙疼立刻止住；颊车与地仓相配，是主治口眼㖞斜的特效穴。肺胃热炽之咽喉红肿疼痛，应取液门、鱼际治疗；腓肠肌强直痉挛，取金门、丘墟二穴相配，具有舒筋活络止痛的功效。下颌部肿胀，以致不能张口，说话困难，阳谷、侠溪二穴相配能清热解毒，消肿散结；血虚化燥，津伤口渴等症，取少商、曲泽二穴，可清热生津而解口渴。嗅觉减退，鼻不闻香臭之症，针刺通天穴，能迅速地宣通鼻窍，恢复嗅觉；由肾阴亏虚而出现的舌干口燥的疾病，取用复溜穴能滋阴降火，生津止渴。舌本缓纵不收，言语不能，取用关冲与哑门二穴，可标本兼顾而病能渐愈；突然不能发声，语言謇涩，取天鼎、间使可以治疗。中风口眼㖞斜，针刺太冲穴可平肝降逆；承浆是止牙疼的要穴。头项强痛、怕风之伤寒太阳证，应取束骨、天柱以疏风散寒、通络止痛；热病但无汗，应取大都、经渠二穴上下相配发汗解表以退热。两臂顽固性麻木不仁，取手三里和少海穴阴阳相配，可舒筋活络。阳陵泉与曲池二穴上下相配，是主治半身不遂的要穴。胸膈间气塞满闷，取建里、内关穴以宽胸利膈、降逆止呕；心气虚怯导致的多愁善悲的现象，取用听宫、脾俞二穴，可收健脾养血、宁心安神之效。胁肋疼痛，可取气户、华盖以宣通气机而缓解疼痛；腹内肠鸣等症，下脘与陷谷相配以化湿行气、调理脾胃。胸胁支撑满闷不舒，取章门与不容二穴相配可疏肝解郁、行气止痛；饮停胸膈，气机停滞而发作疼痛，可针刺膻中、巨阙穴，化气行水而缓解疼痛。胸膈胀满，饮食难下的病证，可取中府、意舍二穴，以标本兼治；瘀血阻滞上焦，胸满烦躁，漱水不欲咽等，用肾俞与巨髎相配以活血化瘀。胸胁满闷、颈项强直，取神藏、璇玑二穴相配，症状可以缓解；后背连腰痛，可取白环俞、委中配合起来治疗，是常用配方。

脊柱强直，针刺水道、筋缩，前后配穴，可以恢复正常的活动；眼睛瞤动取颧髎、大迎，是常用方法。痉挛抽搐，甚至角弓反张，一定要取颅息穴治疗；婴儿破伤风，取用然谷穴而能息风镇静。出现腋窝部肿胀的病变，取用委阳、天池，上下呼应，能消肿止痛；后溪和环跳穴，腿疼针刺即时能减轻。恶梦频繁，睡中惊叫，神思恍惚，夜卧不安，取厉兑和隐白相配可健脾消痰，安神宁志；狂躁暴走，躁扰不安，应选上脘和神门穴以清热化痰，宁心安神。心中悸动、惊慌不安，选阳交、解溪二穴能够治疗；角弓反张，悲鸣哭泣取天冲、大横，可获得一定效果，但必须精细地辨证论治，慎重操作。癫痫抽搐，取身柱、本神二穴可平肝息风、开窍醒神；对于各种发热的症状，少冲、曲池二穴有解表清热作用。流行性的温热病，应取陶道、肺俞二穴，标本兼治；癫痫频繁发作，神道、心俞相配能清心开窍。

湿证兼寒或兼热，都可取下髎穴，以健脾利湿；阴阳失调，厥气上逆的病证，取用涌泉以平冲降逆。寒战恶寒，取二间、阴郄二穴相配治疗；心烦呕吐，幽门、玉堂二穴可收良效。肾阴亏虚之下消，应取涌泉、行间二穴相配，可清热泻火、养阴养津；阴陵泉、水分二穴，对水湿内停造成的腹部皮肤紧张、肚脐膨盈病证，有健运脾阳、利水消肿之功。痨瘵病，取魄户、膏肓，为治疗虚劳的常用穴位；突然发生腹部绞痛，上吐下泻病，阴谷、足三里二穴能温中散寒、健脾胃、止吐泻的功效。治疗黄疸病，取后溪、劳宫二穴能利胆退黄；少气懒言，倦怠嗜卧，取通里、大钟相配，症状可逐渐消除。咳嗽不断，应取肺俞及天突穴，前后配穴，可降气止咳；小便赤涩淋沥，取用兑端及手太阳经的合穴小海穴，有清热泻火，利尿通淋作用。长强与承山相配，是主治肠风下血及一切肛门疾患的要穴；三阴交与气海穴相配，是专治遗精、白浊日久的有效穴。各种淋证日久不愈，取肓俞与横骨穴相配合，能够清热利尿，通淋止痛；阴郄、后溪二穴，有清热、敛阴、止汗的显著功效，最适宜于阴虚潮热盗汗症。脾气虚弱，健运失司所引起的饮食减少，食谷不化等病证，取脾俞、膀胱俞健脾助运；胃阳不足，不能腐熟水谷，饮食难消，取魂门、胃俞二穴以舒肝和胃，增强运化。

治疗鼻息肉，必须取龈交穴，能祛湿泻热；治疗瘿瘤，应取浮白穴，能调气和血。大敦与照海二穴相配，可治疗因寒气侵袭下焦，肝肾脉气壅滞所致的寒疝腹痛；手五里和臂臑相配，能除痰化湿，开郁散结，是治疗瘰疬的要穴。至阴、屋翳二穴相配，能疏风清热养血而止痛痒；肩髃、阳溪穴相配，能祛风清热凉血而治风热所致荨麻疹。

妇女月经不调，取地机、血海二穴，有调气养血、补脾摄血之功；女子气虚不能摄血，冲任不固，以至月经淋漓不断的症状，应取交信、合阳以补虚摄血。带下病或产后血崩，冲门和气冲穴二穴，是主治妇科疾患的要穴；月经不正常，取天枢、水泉二穴，有补肾益精，通经止痛之用。肩井穴有疏肝解郁、清热散结、消肿止痛作用，治疗乳痈极为有效；商丘穴能清热化湿，是治疗痔瘤的最佳选择。取百会、鸠尾二穴上下相配，可升提其气，使脱肛上缩；妇女不能受孕，取阴交、石关二穴，能益精培元，调理冲任。

饮食内伤，肠胃积滞所致痢疾，取中脘穴可扶脾健胃，增强运化；治疗脱肛，可取外丘穴。寒疟取商阳、太溪二穴，是以宣阳和阴为主的一种有效配穴法；疟癖取冲门、血海，可调和气血，标本兼治。

医生主宰着病人的生命，不是有志于此的人不要盲目去学了；针灸治病包涵着许多深奥的理论内容，在学习过程中，一定要接受有高深学问人的指导，才不致茫然无绪。治病的时候，一定要先查明病因，再辨证选穴，随手见指下功夫，适当地运用补泻手法，下针即见疗效。如能掌握针灸处方的规律和配穴、取穴的纲要，再进一步去深入钻研，不断体验针灸治病的原理，达到融会贯通，就会在临床收到意想不到的神奇疗效。本歌赋尚不能详尽地囊括所有道理，只是大略地介绍其要点，要能举一反三，灵活运用。

【按语】本赋选自《针灸大成》，转引自《针灸聚英》。因赋中论述多种病证的针灸辨证论治、配方取穴方法，故名《百症赋》。该赋按头面五官、颈项、躯干、四肢，全身自上而下的顺序编写，共列举了96症的主治穴位，其中头面五官28症，咽喉颈项6症，妇科7症，儿科1症，诸风伤寒5症，其他43症。治疗上述各症，共用156个穴，其中五输穴44

个，俞募郄络 25 个。本赋应用广泛，疗效确切，流传较广，是针灸歌赋中比较重要的一篇。

标幽赋

【歌括】

拯救之法，妙用者针。察岁时于天道，定形气于予心。春夏瘦而刺浅，秋冬肥而刺深。不穷①经络阴阳，多逢刺禁；既论脏腑虚实，须向经寻。

原夫起自中焦，水初下漏②。太阴为始，至厥阴而方终；穴出云门，抵期门而最后。正经十二，别络走三百余支；正侧仰伏，气血有六百余候。手足三阳，手走头而头走足；手足三阴，足走腹而胸走手。要识迎随，须明逆顺。

况夫阴阳气血，多少为最。厥阴、太阳少气多血。太阴、少阴少血多气。而又气多血少者，少阳之分；气盛血多者，阳明之位。先详多少之宜，次察应至之气，轻滑慢而未来，沉涩紧而已至。既至也，量寒热而留疾；未至也，据虚实而候气。气之至也，如鱼吞钩饵之浮沉；气未至也，如闲处幽堂之深邃。气速至而速效，气迟至而不治。观夫九针之法，毫针最微，七星上应③，众穴主持。本形金也，有蠲邪扶正之道；短长水也，有决凝开滞之机；定刺象木，或斜或正；口藏比火，进阳补羸。循机扪而可塞以象土，实应五行而可知。然是三寸六分，包含妙理；虽细桢于毫发，同贯多歧。可平五脏之寒热，能调六腑之虚实。拘挛闭塞，遣八邪而去矣；寒热痹痛，开四关而已之。凡刺者，使本神朝而后入；既刺也，使本神定而气随。神不朝而勿刺，神已定而可施。定脚处，取气血为主

141

意；下手处，认水木是根基。天地人三才也，涌泉同璇玑、百会；上中下三部也，大包与天枢、地机。阳跷、阳维并督带，主肩背腰腿在表之病；阴跷、阴维、任、冲脉，去心腹胁肋在里之疑。二陵、二跷、二交，似续而交五大④；两间、两商、两井，相依而别两支。大抵取穴之法，必有分寸，先审自意，次观肉分。或伸屈而得之，或平直而安定。在阳部筋骨之侧，陷下为真。在阴分郄腘之间，动脉相应。取五穴用一穴而必端，取三经用一经而可正。头部与肩部详分，督脉与任脉易定。明标与本，论刺深刺浅之经。住痛移疼，取相交相贯之径。岂不闻脏腑病，而求门海俞募之微，经络滞而求原别交会之道，更穷四根三结，依标本而刺无不痊，但用八法五门⑤，分主客而针无不效。八脉始终连八会，本是纪纲；十二经络十二原，是为枢要。一日取六十六穴之法⑥，方见幽微；一时取一十二经之原，始知要妙。原夫补泻之法，非呼吸而在手指；速效之功，要交正而识本经。交经缪刺，左有病而右畔⑦取；泻络⑧远针，头有病而脚上针。巨刺与缪刺各异，微针与妙刺相通。观部分而知经络之虚实，视浮沉而辨脏腑之寒温。且夫先令针耀而虑针损；次藏口内而欲针温。目无外视，手如握虎；心无内慕，如待贵人。左手重而多按，欲令气散；右手轻而徐入，不痛之因。空心恐怯，直立侧而多晕；背目沉掐，坐卧平而没昏。推于十干十变，知孔穴之开阖；论其五行五脏，察日时之旺衰。伏如横弩，应若发机。阴交阳别而定血晕，阴跷阳维而下胎衣。痹厥偏枯，迎随俾经络接续；漏崩带下，温补使气血依归。静以久留，停针待之。必准者，取照海治喉中之闭塞；端的处，用大钟治心内之呆痴。大抵疼痛实泻，麻痒虚补。体重节痛而俞居，心下痞满而井主。心胀咽痛，针太冲而必除；脾冷胃痛，泻公孙而立愈。胸满腹痛刺内关，胁疼肋痛针飞虎。筋挛骨痛而补魂门，体热劳嗽而泻魄户。头风头痛，刺申脉与金门；眼痒眼疼，泻光明与地五。泻阴郄止盗汗，治小儿骨蒸；刺偏历利小便，医大人水蛊。中风环跳而宜刺，虚损天枢而可取。

由是午前卯后，太阴生而疾温；离左酉南，月朔死而速冷。循扪弹努，留吸母而坚长；爪下伸提，疾呼子而嘘短。动退空歇，迎夺右而泻凉；推内进搓，随济左而补暖。慎之！大患危疾，色脉不顺而莫针；寒热风阴，饥饱醉劳而切忌。望不补而晦不泻，弦不夺而朔不济。精其心而穷其法，无灸艾而坏其皮；正其理而求其原，免投针而失其位。避灸处而加四肢，四十有九；禁刺处而除六俞，二十有二。抑又闻高皇抱疾未瘥，李氏刺巨阙而后苏；太子暴死为厥，越人针维会而复醒。肩井、曲池，甄权刺臂痛而复射；悬钟、环跳，华佗刺躄足而立行。秋夫针腰俞而鬼免沉疴；王纂针交俞而妖精立出。取肝俞与命门，使瞽士视秋毫之末；刺少阳与交别，俾聋夫听夏蚋之声。嗟夫！去圣逾远，此道渐坠，或不得意而散其学，或恣⑨其能而犯禁忌，愚庸智浅，难契于玄言，至道渊深，得之者有几？偶述斯言，不敢示诸明达者焉，庶几乎童蒙之心启。

【注释】

①穷：在此意指"精通"。

②水初下漏：我国古代用铜壶滴漏来计时。"水初下漏"是以水开始下漏比喻人之气血开始流注。

③七星上应：九针中毫针应用最广。古人把毫针比成"北斗七星"，以应人之七窍，因七星在天，人之七窍亦在上，故曰"七星上应"。

④五大：指四肢和头部五体。

⑤八法五门：八法指针刺八法；五门指五输穴。

⑥六十六穴之法：即指子午流注配穴法而言，十二经井荥输经合原共六十六穴。

⑦畔：边侧。

⑧泻络：刺络放血

⑨愆：延误，过错。

【白话解】治疗疾病的方法，针刺有绝妙的效果。它的疗效是通过调整经络气血而取得的，所以医者要明察天时、自然界的变化，确定病人的形体和气质属性。在春夏季节和治疗瘦人时应浅刺，在秋冬季节和治疗肥胖的人时应深刺。如果不研究经络阴阳的变化，就会发生违反针刺禁忌的不当治疗；医者如要探究患者脏腑的虚实，就必须诊察经络。

十二经脉的流注，起始于手太阴肺经，肺经起于中焦，气血按时辰流注各经，手太阴肺经从寅时开始，至足厥阴肝经一圈，终而复始。在外部从中府穴开始，止于期门穴。全身有十二正经，三百余络脉；经络在身体的正面侧面和上下部分布，有六百余种气血变化征象。手三阳经从手走头，足三阳经从头走足；足三阴经从足走腹，手三阴经从胸走手。要掌握迎随补泻，必须明白经脉流注的顺序和方向。

况且了解经脉的阴阳气血多少最为重要。手足厥阴经、手足太阳经少气多血；手足太阴经、手足少阴经少血多气；手足少阳经多气少血；手足阳明经多气多血。

先根据各经脉的气血多少，以决定泻出气还是泻出血。其次应详察针下得气的变化。针下轻浮、滑虚、慢迟是气未至，针下觉沉涩紧是气已至。针刺得气后，则根据寒证和热证，而决定久留针还是速刺不留针。如果针刺没得气，应根据虚实而候气。得气时，医者手下有如鱼吞钓饵的沉浮感；气未至，则手下如闲处幽堂深处，寂然无声。针刺得气快则见效快效，气迟迟不至则没有针效。

古代的九针，以毫针应用最广，最为微妙。它与天上北斗七星相应，用途最广，可以用在人体众多穴位。毫针本质是金属，五行属金，有祛邪扶正的作用；针的长短变化如水，有疏通瘀滞凝结的作用；进针后针有斜正不同，如树木枝干属木；口中温针法如火，有助阳补虚的作用；循经摄脉，出针后，闭合针孔如土。可知毫针的应用合于五行。虽然毫针只有三寸六分，但其中包含有奇妙的机理；针身细如毫发，但能贯通气血之通路。能平衡五脏的寒热，调和六腑的虚实。筋脉拘挛气血不通者，可以祛八风之虚邪而通之；寒热痹痛者，可以通过针刺双侧合谷、太冲（开四关）而治疗。

凡用针刺治疗，应使患者精神集中而后刺入；既刺入，应使患者精神安定没有恐惧，而后针气相随。精神不集中者，不应针刺，神气安定后可以针刺和行针施术。针刺的部位，以调整阴阳气血为主；针刺施术时，补母泻子是基本方法。

涌泉、璇玑、百会穴如天地人三才取穴；大包、天枢与地机是上、中、下三部取穴。阳跷脉、阳维脉及督脉、带脉属阳，主治肩背腰腿在表的病证；阴跷脉、阴维脉、任脉、冲脉属阴，主治心、腹、胁、肋在里的病证。阳陵泉、阴陵泉、申脉（阳跷）、照海（阴跷）、三阴交、阳交六穴，经气递相交接于两手两足并头部。二间、三间、少商、商阳、天井、肩井六穴，相依分布在两上肢。

取穴的方法，必须明了同身寸，根据患者筋骨、肌肉、肥瘦、长短度量取穴。取穴时根据穴位所在部位，或伸屈肢体或平卧或直立，在自然安定状态下取穴。取阳经的穴位，在筋骨侧旁取穴，必须以夹骨侧指陷中为准；取阴经的穴位，在阴侧筋骨间隙、腘窝部取穴，必须有动脉应指为准。取穴时以周围五穴相参照而采用一个穴位，则必然端准；取一经经穴，必须用三经作参照就可以准确定位。头部与肩部的穴位繁多应详细分取，督脉任脉直行背腹，按分寸和椎体间隙，容易确定。要明确经脉的标和本部，探究刺深与刺浅；治疗疼痛，宜选用各经相互交会的腧穴。

脏腑的疾病，要仔细诊察以"门"命名的腧穴、以"海"命名的腧穴、十二背俞、十二募穴的微细变化；经络气血阻滞，应针灸原穴、络穴、交会穴以及八会穴。更进一步掌握了十二经脉根结部位的腧穴，按标本上下配穴关系针刺，治疗疾病的范围就非常广泛灵活。采用灵龟八法，在五输穴的井、荥、输、经、合特定穴上，以正气为主，以邪气为客，辨明邪正，补虚泻实则针效必然良好。奇经八脉通八脉交会穴，是人身经脉的纲要，十二经脉连十二原穴，则是气血的枢纽。

一日中十二时辰顺序配合十二经气血流注，当此之时按选取全身六十六个井荥输原经合穴中的穴位针刺之法，这种子午流注"纳甲法"显示出针灸的无穷奥妙；按时辰分取十二原穴，这种"纳子法"玄妙深奥。补泻的方法，不应完全以呼吸作为关键，更重要的是手指的操作。要取速效还须选用本经和与之相表里的经脉穴位配合使用。缪刺法，即左侧有病而浅刺右侧相应脉络；泻络法和远道针刺，可采用远部取穴，头上有病则取足部穴位。巨刺与缪刺都是左病刺右，右病刺左，但是巨刺是深刺在经，缪刺是浅刺在络；两者虽有不同，但用毫针祛邪的道理是相通的。根据经脉的分布证候可知其虚实，诊察脉象的浮沉迟数，可分辨出某脏腑的寒热。

针刺之前要洁净针具，检查针体有无缺损；其次将针放在口内，温暖针身。医者集中思想，全神贯注，针刺时如擒虎般沉着稳健，如待贵人一样庄重、审慎。左手（押手）应重按穴位，右手（刺手）轻柔而徐缓地刺入，这样可使气散而不痛。患者饥饿、恐惧时针刺，或是采用直立位或侧卧位针刺，都易发生晕针；进针时背着病人的目光，不使患者看到进针情况，押手重掐穴位，采用坐卧位则不易发生晕针。

根据自然界十天干与经络气血流注规律相结合的按时开穴针法，凡应时的经穴经气旺，为开穴；不应时的经穴经气衰，为阖穴或闭穴。按照五行规律，受日时之生克，生本脏者，为旺，克本脏者，为衰。

针刺如发射弩箭，其疗效则如射之中的。三阴交、阴交穴还有三焦经原穴阳池，可治疗妇人子宫出血而致的血晕证。照海、外关配用，有催产下胎衣的功效。治疗四肢厥冷麻痹、中风半身不遂，使用迎随补泻的方法，可使气血贯通、经脉接续；采用温针灸可温补气血，治疗崩漏证、带下证。治疗上面诸病要留针较长时间，以待正气恢复。

取照海穴治疗喉中闭塞的病证；用大钟治疗心神失常之痴呆。一般来说，疼痛证多属实证，宜用泻法；麻痹不仁多属虚证，应用补法。五输穴中的"输"穴主治体重节痛，"井"穴主治心下痞满。心胸胀满疼痛、咽痛可针肝经太冲穴治疗；脾阳虚而胃脘痛，泻公孙穴则立时痊愈。胸腹胀满不适，针刺内关；胁肋部疼痛，针刺支沟穴。筋脉挛急，关节疼痛，取魂门穴行补法；阴虚潮热、虚劳咳嗽，宜针泻魄户穴。头风头痛可刺申脉穴和金门穴；眼睛痒或痛可泻光明穴和地五会穴。针刺阴郄可以清心泻火、除烦热而治疗盗汗和小儿骨蒸潮热；针刺偏历有利小便的作用而治疗腹水症。中风半身不遂可取环跳穴针刺；虚损可取天枢穴治疗。

每天中午前的辰、巳两个时辰，阳气由弱转强，气温渐高，相当于月亮在阴历十五之前，由月缺至月圆一样，此时宜用温补法；每天午时以后，未、申两个时辰，阳气由强转弱，气温渐低，相当于月亮在阴历十五之后，由月圆至月缺一样，此时宜用冷泻法。针刺之后采用循法、扪闭针孔法、轻弹针法、留针法、吸气出针法、补母法，这些都是补法，可使病人精力充沛、气血旺盛；进针前爪切穴位、重提、疾出针、呼气出针、泻子法，这些都是泻法，使病人张口呼气的症状减轻。摇针动而速出针，不扪针孔，迎经脉流注顺序而刺，捻针向右皆泻法，可退热，使病人针下有凉感；重插进内，搓针法，随经脉流注顺序而刺，捻针向左都是补法，可以祛寒，使病人针下有热感。

要谨慎！凡危重病人，形色和脉象相逆者要谨慎处理，不可针灸；大寒、大热、大风和阴晦的气候，过饥、过饱、酒醉、过劳的患者都要注意禁忌审慎用针。每月的十五是望日，不宜用补法；三十日是晦日，不宜用泻法；上弦月初七、初八日，不宜用泻法，下弦月是二十二日和二十三日，不宜用泻法，月朔是初一，也不宜用补法。精心地诊断，详尽地掌握各种灸法，使之不犯禁忌，使患者灸坏皮肤损伤肌肉，徒受皮肉之苦，甚至造成坏病；明白针灸道理，寻求疾病之源，以免针刺穴位位置不准确精当。据记载，禁灸之穴有四十五个，加上四肢井穴，共有四十九穴；禁刺穴除肺、心、膈、肝、脾、肾俞外，共有二十二个穴位。

古时记载高皇帝重病，李浩医师刺心之募穴巨阙后复苏；

虢国太子患尸厥，秦越人针刺三阳五会使太子苏醒；甄权治肩臂痛，取肩井和曲池穴针刺后立即能挽弓射箭；华佗刺悬钟和环跳穴使下肢瘫痪、跛足之人立时能行走；徐秋夫，针刺草人腰俞穴，治好鬼的痼疾；王纂针刺治一女被狐所惑，下针妖精即逃，其女病愈。此外还有针刺肝俞和命门穴，使盲者能复明；刺少阳经听会、阳池穴，使聋人复聪的各种记载。

哎！距古时的名医已经很久远了，针灸之道逐渐走下坡路。致使有人学习针灸未能得其精髓因而学术低下；有人恃其高超的技术而犯禁被杀。我是一个平庸而且智慧浅薄的人，难于理解和运用针灸玄妙的理论，针灸学理论极为深奥，真正得其真传的能有几个人？我上面的这些话，不敢在明白通达的人面前班门弄斧，也许对于初学针灸的人有些启蒙的作用吧。

【按语】本赋作者窦汉卿是金元时期针灸名家。将针灸理论与临床实践中深奥难懂之处，提纲挈领地阐述标举，以发明针灸学术之幽微，故名《标幽赋》。《普济方》《针灸大全》《杨敬斋针灸全书》《针灸聚英》《类经图翼》及《针灸大成》等均收录本赋。本赋学术和艺术价值均高，是针灸歌赋中不可多得的珍品。

通玄指要赋

【歌括】

必欲治病，莫如用针。巧运神机之妙，工开圣理之深。外取砭针，能蠲邪而扶正；中含水火①，善回阳而倒阴。

原夫络别支殊，经交错综，或沟池溪谷以歧异，或山海丘陵而隙共。斯流派以难揆，在条纲而有统。理繁而昧，纵补泻以何功？法捷而明，日迎随而得用。

　　且如行步难移，太冲最奇。人中除脊膂之强痛，神门去心性之呆痴。风伤项急，始求于风府；头晕目眩，要觅于风池。耳闭须听会而治也，眼痛则合谷以推之。胸结身黄，取涌泉而即可；脑昏目赤，泻攒竹以偏宜。但见两肘之拘挛，仗曲池而平扫；四肢之懈惰，凭照海以清除。牙齿痛，吕细堪治；头项强，承浆可保。太白宣通于气冲，阴陵开通于水道。腹膨而胀，夺内庭兮休迟；筋转而疼，泻承山而在早。大抵脚腕痛，昆仑解愈；股膝疼，阴市能医。痛发癫狂兮，凭后溪而疗理；疟生寒热兮，仗间使以扶持；期门罢胸满血膨而可已，劳宫退胃翻心痛亦何疑！

　　稽夫大敦去七疝之偏坠，王公谓此；三里却五劳之羸瘦，华佗言斯。固知腕骨祛黄，然骨泻肾，行间治膝肿目疾，尺泽去肘疼筋紧。目昏不见，二间宜取；鼻窒无闻，迎香可引。肩井除两臂难任；丝竹疗头疼不忍。咳嗽寒痰，列缺堪治；眵矇冷泪，临泣尤准。髋骨将腿痛以祛残，肾俞把腰疼而泻尽。以见越入治尸厥于维会，随手而苏。文伯泻死胎于阴交，应针而陨。

　　圣人于是察麻与痛，分实与虚。实则自外而入也，虚则自内而出欤！故济母而裨其不足，夺子而平其有余。观二十七之经络，一一明辨。据四百四之疾症，件件皆除。故得天枉都无，跻斯民于寿域；几微已判，彰往古之玄书。

　　抑又闻心胸病，求掌后之大陵；肩背患，责肘前之三里。冷痹肾败，取足阳明之土；连脐腹痛，泻足少阴之水。脊间心后者，针中渚而立瘥；胁下肋边者，刺阳陵而即止。头项痛，拟后溪以安然；腰脚疼，在委中而已矣。夫用针之士，于此理苟能明焉，收祛邪之功，而在乎捻指②。

【注释】

①中含水火：针刺可以补虚泻实，泻则有如水的凉感；补则有火的热感，故名。

②捻指：指用手指捻针，在此指针刺手法。

【白话解】想要治疗疾病，针灸疗法有其独到之处。善于运用针灸妙术，将古代博大精深的医学理论继往开来，从实践中发挥它的真正价值。外有砭石从体表进行治疗，能蠲除病邪，扶补正气；内有针刺补泻，能够泻除亢盛的阳热恢复清凉，能够泻除过盛的阴寒恢复温暖。

经络中的十五络脉，是主干，将不同的支脉分别联系起来，交互影响，错综复杂。由于经穴所在部位深浅阔狭不同，气血流注有异，所以经穴的命名也有区别。沟指比较狭窄的部位，池指比较浅的地方，溪是指肉之小会，谷是指肉之大会；山指肌肉较丰厚的部位，"海"指比较深的地方，丘、陵是指骨肉凸高部位的腧穴；隙是指骨节间的孔隙。经络系统的流注复杂，非常难以掌握，但经络系统又是统一有序的。如果不理解这些复杂的规律，即使运用了补泻手法，也难获得满意的疗效。针灸治疗的方法很多，准确应用迎随针法是一种简明而有捷效的治疗方法。

至于足痛行步困难，针太冲常有奇效。脊柱两侧肌肉强痛用人中穴。神门可治心性痴呆。风邪外袭，颈项强痛者，取风府。头晕目眩取风池。耳聋气闭取听会。眼痛则取合谷。邪热蕴结于胸中，出现热结身黄，取涌泉立时见效。头脑昏沉，双目红赤，泻攒竹。两肘拘挛，取曲池。四肢懈惰乏力，取照海。牙痛，太溪穴可以治。头项强痛，取承浆可保安康。太白、太冲穴可治疗气上冲胸之证。阴陵泉穴可以开通水道治水肿、小便不利。腹部膨胀，取内庭。腿肚转筋，泻承山。脚腕痛，取昆仑。股膝痛，阴市穴能治。癫狂痫，取后溪。疟疾寒热往来，取间使。胸满、血结膨胀腹满，取期门。翻胃、呕恶、心痛，取劳宫。

大敦可治七疝之睾丸偏坠，王焘的《外台秘要》中有这样的记载。足三里可治因患五劳而衰弱消瘦，华佗这样用过。腕骨可治黄疸。然骨可泻肾。行间可治膝肿和目疾。尺泽可治肘疼筋紧。视物昏花，取二间。鼻塞不闻香臭，取迎香。肩井可治疗两臂疼痛不能上举。丝竹空可治疗头疼难忍。咳嗽寒痰可取列缺。眼屎稠厚、冷泪可取头临泣。环跳穴可治疗脚疼。肾俞可治疗腰疼。扁鹊治疗虢太子尸厥病，使弟子子阳取百会穴，病人随着针刺苏醒。徐文伯用刺三阴交的方法，妇女排出死胎，应针而下。

高明的医生检察病人肢体的麻木和疼痛，分清虚证和实证。实证即外感六淫之邪，从外而入；虚即指内伤虚损气血不足，是自内而出。因此，在补母泻子法中虚则补其母穴，实则泻其子穴。十二正经和十五络脉，要分清楚。古代归纳总结针灸能治疗的 404 种疾病，都要一一验证，各病均得以治愈。这样，就不会有夭折和误伤性命的事发生，老百姓就能尽享其天年。以上微妙的针灸理论已经分析得很明白了，我不过是彰显古代医籍所载的深奥理论罢了。

我又听说：心胸病，取掌后大陵；肩背疾患，取肘前手三里。寒湿所致的腰膝痹痛，取足阳明胃经合土穴足三里；感受寒邪，致使脐腹疼痛，泻足少阴肾经合穴阴谷。脊间心后痛，针中渚立刻痊愈。胁下、肋边的疾病，取阳陵泉。头项痛，取后溪；腰脚疼，取委中。针灸医生如果能明了本篇所述的理论，就会知道针灸的祛邪之功，关键在于针刺手法。

【按语】本歌赋选自窦汉卿《针经指南》，又名《流注指要赋》。本歌赋总结了50余种疾病的针灸取穴经验，重点阐述了其中深奥的道理，总结了根据经络辨证论治的取穴规律，所以名"通玄指要"。本赋选录的疾病以五官科的各种各样疼痛症为多，有重要临床参考价值。

拦江赋

【歌括】

担截①之中数几何？有担有截起沉疴②。

我今作此拦江赋，何用三车五辐歌。

先将八法③为定例，流注之中分次第。

胸中之病内关担，脐下公孙用法拦。

头部须还寻列缺，痰涎壅塞及咽干。

噤口喉风④针照海，三棱出血刻时安。

伤寒在表并头痛，外关泻动自然安。

眼目之症诸疾苦，更须临泣用针担。

后溪专治督脉病，癫狂此穴治还轻。

申脉能除寒与热，头风偏正及心惊。

耳鸣鼻衄胸中满，好把金针此穴寻。

但遇痹麻虚即补，如逢疼痛泻而迎。

更有伤寒真妙诀，三阴⑤须要刺阳经。

无汗更将合谷补，复溜穴泻好施针。

倘若汗多流不绝，合谷收补效如神。

四日太阴⑥宜细辨，公孙照海一同行。

再用内关施截法，七日期门妙用针。

但治伤寒皆用泻，要知《素问》坦然明。

流注之中分造化，常将木火土金平。

水数亏兮宜补肺，水之泛滥土能平。

春夏井荥宜刺浅，秋冬经合更宜深。

天地四时同此数，三才常用记心胸。

天地人部次第入，仍调各部一般匀。

夫弱妇强⑦亦有克，妇弱夫强亦有刑。

皆在本经担与截，泻南补北⑧亦须明。

经络明时知造化，不得师传枉费心。

不遇至人应莫度，天宝岂可付非人。

按定气血病人呼，重搓数十把针扶。

战提摇起向上使，气自流行病自无。

【注释】

①担截：见马丹阳天星十二穴并治杂病歌注释。

②沉疴：拖延长久的重病和难治之病。

③八法：在此指八脉交会穴。

④噤口喉风：噤口指饮食难进或不能进食。喉风指咽喉部突然肿痛、音哑、喉鸣、呼吸困难等证。多由肺胃积热，复感风邪，风热相搏于咽喉所致。若见吞咽困难者，称"噤口喉风"或"锁喉风"。

⑤三阴：即太阴病、少阴病、厥阴病，合称三阴病。

⑥太阴：指伤寒四日传入太阴，下文"七日期门妙用针"，指伤寒七日传入厥阴。

⑦夫弱妇强："夫妇"，指的是"阴阳"。男为阳，女为阴，亦即夫为阳，妇为阴。夫弱妇强是指阳弱阴强；妇弱夫强，是指阴弱阳强。

⑧泻南补北：出《难经·七十五难》"东方（肝）实，西方（肺）

虚，泻南方（心），补北方（肾）。"因为火（心）是木（肝）之子，泻火能抑木，又能减去克金（肺）的作用；水（肾）是木（肝）之母，金（肺）之子，补水能加强克火（心），又能济金（肺）抑木（肝）。所谓"子能令母实，母能令子虚。"这种治法是对"虚者补其母，实者泻其子"的补充。

【白话解】担法和截法之中蕴含方法有多少啊？根据病情分别用担法和截法就能治疗陈年痼疾。我所吟咏的拦江赋，言简理尽，何必要长篇累牍地讲述呢。

先以与奇经八脉脉气相同的八脉交会穴为例，根据气血流注的次第顺序介绍其应用。胸中的病取内关用担法，脐下腹中的病取公孙用截法。头部诸疾选列缺穴治疗，有痰涎壅塞、咽干、咽肿痛、吞咽困难者针照海穴，用三棱针刺出血立见效验。外感风寒之头痛，泻外关即可安康。眼疾选足临泣用担法。后溪穴专治督脉病证，针刺此穴还可治癫狂。申脉能治寒热往来、偏正头痛、心中惊惕、耳鸣、鼻衄、胸满。如果病人有痒、麻诸证，属虚证，针用补法；而疼痛多属实证，应该迎而泻之。

针刺治疗伤寒有很多妙法。病在三阴经时主要取阳经的腧穴治疗。若伤寒无汗针刺补合谷、泻复溜。若表虚汗多者单补合谷即效果如神。伤寒四日传太阴，应仔细辨证施治，取公孙、照海和内关穴，施用截法就可阻断传变达到治疗的目的。伤寒七日传入厥阴，故针刺期门穴阻其传变。伤寒外感病都要采用针刺泻法，这其中的道理在《素问》中论述得非常明白。

要知晓十二经脉气血流注的各种变化，根据五行生克来调节脏腑的平衡。肾水亏补肺金（金生水），水饮为病补脾土（土克水），以此类推。春夏季节针刺井穴和荥穴宜浅刺；而秋冬季节调经穴及合穴则宜深刺，天地四时其他规律与此类同，还要把针刺深度分为天地人三部记在心中。针刺时要由浅（天部）、中（人部）和深部（地部）依次深入，使各部都要调匀。

阳弱阴强和阴弱阳强都会导致疾病发生，都可以在本经采用相应的担法和截法治疗或补母泻子法和泻南补北法来调整。要想真正明白脏腑经络、气血阴阳、五行生克等变化规律，没有名师的传授是不行的。不是有志于此的聪明人，那些名师是不会传授给他的，珍贵的知识哪能托付给普通人呢。体察病人气血的流注变化，配合病人的呼吸，单一方向重重捻转针身数十次、治疗结束提摇出针，使气血恢复正常的循行，疾病自然痊愈。

【按语】本歌诀录自《针灸大成》，引自《针灸聚英》。以"拦江"为名，有喻力挽狂澜之意。本文作者，高武谓："不知谁氏所作，今自凌氏所编集写本针书表录于此。"凌氏即明代凌云，字汉章，号卧岩先生，浙江人，曾著《流注辨惑》，已佚。本赋主要以八脉交会穴（内关、公孙、列缺、照海、外关、临泣、后溪、申脉）运用担截之法来治疗全身病证。还提出了流注、五行、四时、三才在针法中的运用，并对虚则补其母，实则泻其子，作了具体的阐述，很有临床实用价值。

灸遗精穴歌

【歌括】

精宫十四椎①之下，各开三寸是其乡，
左右二穴灸七壮，夜梦遗精效非常。

【注释】

①十四椎：即第2腰椎。十四椎下旁开3寸即为志室穴。

【白话解】遗精灸精宫穴，其穴在脊之十四椎下，左右傍开各三寸，灸七壮，治疗遗精非常有效。

【按语】本歌诀录自清·吴谦《医宗金鉴》。《针灸大成》载志室穴治疗"梦遗失调，淋沥"，故用灸法治疗肾阳虚衰，精关不固之遗精。

灸翻胃穴歌

【歌括】

翻胃①上下灸奇穴，上在乳下一寸也，

下在内踝之下取，三指稍斜向前者。

【注释】

①翻胃：也称反胃或胃翻。证由荣卫俱虚，气血不足，停水积饮于胃，致脾失健运，胃气上逆而致翻胃。症见朝食暮吐，心下牢大如杯，甚则食已即吐。

【白话解】灸翻胃奇穴，上穴在两乳下一寸；下穴在内踝下用手三指稍斜向前排之，即是该穴。

【按语】本歌诀录自清·吴谦《医宗金鉴》。灸翻胃奇穴共有四穴，上两穴位于乳下一寸，位于足阳明胃经上；下两穴位于内踝下三指稍前方，当位于足太阴脾经上。四穴用灸法，上下相应，脾胃并治，用治胃翻疗效神奇。

灸肠风穴歌

【歌括】

肠风①诸痔灸最良，十四椎下奇穴乡，

各开一寸宜多灸，年深久痔效非常。

【注释】

①肠风：指大便下血，颜色鲜红之症。多因大肠久积风冷，或内风因肝木过旺而下乘，或湿郁积肠间等致大便出血，颜色鲜红。

【白话解】 用灸法治疗肠风下血、各种痔疮效果最好，其穴在脊之十四椎下，各傍开一寸，病程较长的久痔，灸之最效。

【按语】 本歌诀录自清·吴谦《医宗金鉴》。本穴位于肾俞和志室之间，灸本穴能温肾助阳、祛风除湿，故治疗肠风下血日久者最宜。

四、流注针法

天干十二经表里歌

【歌括】

> 甲胆乙肝丙小肠，丁心戊胃己脾乡，
> 庚属大肠辛属肺，壬属膀胱癸肾脏，
> 三焦阳腑须归丙，包络从阴丁火旁[①]，
> 阳干为表阴干里，脏腑表里配阴阳[②]。

【注释】

①三焦阳腑须归丙，包络从阴丁火旁：明·张景岳《类经图翼》将原歌诀"三焦亦向壬中寄，包络同归入癸方"改为本歌诀的"三焦阳腑须归丙，包络从阴丁火旁"。

②阳干为表阴干里，脏腑表里配阴阳：阳干为表为腑，阴干为里为脏，即为脏腑表里配阴阳。

【白话解】十天干与脏腑的配属关系为：胆属甲；肝属乙；小肠属丙；心属丁；胃属戊；脾属己；大肠属庚；肺属辛；膀胱属壬；肾属癸；三焦属丙；心包络属火。

【按语】本歌诀选自《医宗金鉴》。在子午流注和灵龟八法中，天干地支既可用于计时，又可以代表脏腑经络，这种关系在子午流注中经常应用，所以必须牢记。

地支十二经流注歌

【歌括】

　　　　　　每日寅时从肺起，卯时流入大肠经，
　　　　　　辰胃巳脾午心火，未时应注小肠经，
　　　　　　申属膀胱酉属肾，戌走包络亥焦宫①，
　　　　　　子胆丑肝寅又肺，十二经脉周环行。

【注释】

①焦宫：即三焦经。

【白话解】 人有十二经，昼夜有十二时，每一经主一时。
先从寅时入肺起，卯入于大肠，辰入于胃，巳入于脾，午入于
心，未入于小肠，申入于膀胱，酉入于肾，戌入于包络，亥入
于三焦，子入于胆，丑入于肝，至于寅时，则又从肺起，十二
经与十二时，循环而行者如环无端。

【按语】 本歌诀选自《医宗金鉴》。说明了一天中十二时辰与
十二经脉的配属关系，是子午流注纳子法的理论基础和配穴依据。

徐氏子午流注逐日按时定穴歌

【歌括】

　　　　　　甲日戌时胆窍阴，丙子时中前谷荥，
　　　　　　戊寅陷谷阳明俞，返本丘墟木在寅，
　　　　　　庚辰经注阳溪穴，壬午膀胱委中寻，
　　　　　　甲申时纳三焦水，荥合天干取液门。
　　　　　　乙日酉时肝大敦，丁亥时荥少府心，

己丑太白太冲穴，辛卯经渠是肺经，
癸巳肾宫阴谷合，乙未劳宫火穴荥。
丙日申时少泽当，戊戌内庭治胀康，
庚子时在三间输，本原腕骨可祛黄，
壬寅经火昆仑上，甲辰阳陵泉合长，
丙午时受三焦木，中渚之中仔细详。
丁日未时心少冲，己酉大都脾土逢，
辛亥太渊神门穴，癸丑复溜肾水通，
乙卯肝经曲泉合，丁巳包络大陵中。
戊日午时厉兑先，庚申荥穴二间迁，
壬戌膀胱寻束骨，冲阳土穴必还原，
甲子胆经阳辅是，丙寅小海穴安然，
戊辰气纳三焦脉，经穴支沟刺必瘥。
己日巳时隐白始，辛未时中鱼际取，
癸酉太溪太白原，乙亥中封内踝比，
丁丑时合少海心，己卯间使包络止。
庚日辰时商阳居，壬午膀胱通谷之，
甲申临泣为俞木，合谷金原返本归，
丙戌小肠阳谷火，戊子时居三里宜，
庚寅气纳三焦①合，天井之中不用疑。
辛日卯时少商本，癸巳然谷何须忖，
乙未太冲原太渊，丁酉心经灵道引，
己亥脾合阴陵泉，辛丑曲泽包络准。
壬日寅时起至阴，甲辰胆脉侠溪荥，
丙午小肠后溪输，返求京骨本原寻，
三焦寄有阳池穴，返本还原②似嫡亲，

161

戊申时注解溪胃，大肠庚戌曲池真，
壬子气纳三焦寄，井穴关冲一片金，
关冲属金壬属水，子母相生恩义深。
癸日亥时井涌泉，乙丑行间穴必然，
丁卯俞穴神门是，本寻肾水太溪原，
包络大陵原并过，己巳商丘内踝边，
辛未肺经合尺泽，癸酉中冲包络连，
子午截时安定穴，留传后学莫忘言。

【注释】

①气纳三焦：与血纳包络相对。《针灸大全》："三焦乃阳气之父，包络乃阴血之母。"在子午流注中，气纳三焦是三焦经（阳日）的开穴原则。具体开穴时间则本着"阳干注腑，甲丙戊庚壬而重见者，气纳三焦"的方法推算。例如戊日（阳日），开井穴的时间是戊午（开胃井厉兑），重见戊时的时辰（戊辰时）就是开三焦经穴的时间。

②返本还原：在子午流注配穴法中，返本还原是原穴的开穴原则，也就是在开输穴的同时，还要返还回来开本经（即值日经）的原穴。例如壬日为膀胱和三焦二经值日，故在壬日丙午时开小肠经输穴后溪的同时，也开值日经膀胱和三焦两经的原穴（京骨、阳池）。这就是歌中"丙午小肠后溪输，返求京骨本原寻，三焦寄有阳池穴，返本还原似嫡亲"的意思。

【白话解】 甲日戌时开胆经的井金穴足窍阴，丙日子时开小肠经的荥穴前谷，戊日寅时开胃经的输穴陷谷和胆经的原穴丘墟，庚日辰时开大肠经的经穴阳溪，壬日午时开膀胱经的合穴委中，甲日申时日干重见，开三焦经的荥穴液门。

乙日酉时开肝经井穴大敦，丁日亥时开心经荥穴少府，己日丑时开脾经的输穴太白和肝经的原穴太冲，辛日卯时开肺经的经穴经渠，癸日巳时开肾经的合穴阴谷，乙日未时开心包经的荥穴劳宫。

丙日申时开小肠经的井穴少泽，戊日戌时开胃经的荥穴内庭，善治腹胀，庚日子时开大肠经的输穴三间和小肠经的原穴腕骨，用治黄疸，壬日寅时开膀胱经的经穴昆仑，甲日辰时开胆经的合穴阳陵泉，丙日午时开三焦经的输穴中渚。

丁日未时开心经的井穴少冲，己日酉时开脾经的荥穴大都，辛日亥时开肺经的输穴太渊和心经的原穴神门，癸日丑时开肾经的经穴复溜，乙日卯时开肝经的合穴曲泉，丁日巳时开心包经的输穴大陵。

戊日午时开胃经的井穴厉兑，庚日申时开大肠经的荥穴二间，壬日戌时开膀胱经的输穴束骨和胃经的原穴冲阳，甲日子时开胆经的经穴阳辅，丙日寅时开小肠经的合穴小海，戊日辰时开三焦经的经穴支沟。

己日巳时开脾经的井穴隐白，辛日未时开肺经的荥穴鱼际，癸日酉时开肾经的输穴太溪和脾经的原穴太白，乙日亥时开肝经的经穴中封，丁日丑时开心经的合穴少海，己日卯时开心包经的经穴间使。

庚日辰时开大肠经的井穴商阳，壬日午时开膀胱经的荥穴通谷，甲日申时开胆经的输穴足临泣和大肠经的原穴合谷，丙日戌时开小肠经的经穴阳谷，戊日子时开胃经的合穴足三里，庚日寅时开三焦经的合穴天井。

辛日卯时开肺经的井穴少商，癸日巳时开肾经的荥穴然谷，乙日未时开肝经的输穴太冲和肺经的原穴太渊，丁日酉时开心经的经穴灵道，己日亥时开脾经的合穴阴陵泉，辛日丑时开心包经的合穴曲泽。

壬日寅时开膀胱经的井穴至阴，甲日辰时开胆经的荥穴侠溪，丙日午时开小肠经的输穴后溪和膀胱经的原穴京骨，以及三焦经的原穴阳池，戊日申时开胃经的经穴解溪，庚日戌时开大肠经的合穴曲池，壬日子时开三焦经的井穴关冲，关冲穴性属金，壬属水，两者是子母相生的关系。

　　癸日亥时开肾经的井穴涌泉，乙日丑时开肝经的荥穴行间，丁日卯时开心经的输穴神门，以及肾经的原穴太溪，心包经的原穴大陵，己日巳时开脾经的经穴商丘，辛日未时开肺经的合穴尺泽，癸日酉时开心包经的井穴中冲。子午流注按时取穴的方法，留传给后学者，要牢牢记住，莫要忘记。

　　【按语】 子午流注是根据"阳日阳时阳穴，阴日阴时阴穴"的原则进行配穴。具体开穴规律有四个步骤：首先按"阳进阴退"的原则推算井穴的开穴时间；其次按相生原则，根据经生经、穴生穴的关系推算井穴后几个开穴时辰应配的具体腧穴；再次，则本着《针灸大全》："阳干注腑，甲丙戊庚壬而重见者，气纳三焦；阴干注脏，乙丁巳辛癸而重见者，血归包络"的原则，确定"日干重见"的时辰应配三焦经（阳日）或心包经（阴日）的具体穴位。阳日按"他生我"的关系开三焦经中值日经的母穴，阴日按"我生他"的关系开心包经中值日经的子穴；最后，确定各经原穴的开穴时间，按"返本还原"的原则，在每日输穴开穴的同时，并过值日经的原穴。子午流注的配穴规律以 10 天为一周期，循环开穴。本篇是徐氏按上述开穴规律和步骤，预先推算出一个周期（10 天，计 120 个时辰）的具体配穴名称或闭穴情况，并以歌诀体例写出的。如能熟练地背诵出本歌，即可在临证应用时迅速找出开穴，而且也避免了按通常方法计算时在换算过程中可能出现的错误，所以本歌诀一直受到临床针灸学家的重视。